U0289372

第一次做妈妈
First-time Mum

〔英〕霍莉·史密斯◎著

汪莹◎译

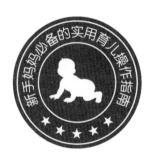

中国友谊出版公司

图书在版编目（ＣＩＰ）数据

第一次做妈妈 / （英）霍莉·史密斯著；汪莹译
. -- 北京：中国友谊出版公司，2019.7
书名原文：First-time Mum
ISBN 978-7-5057-4685-5

Ⅰ.①第… Ⅱ.①霍… ②汪… Ⅲ.①妊娠期－妇幼
保健－基本知识②婴幼儿－哺育－基本知识 Ⅳ.
① R715.3 ② TS976.31

中国版本图书馆 CIP 数据核字 (2019) 第 069684 号

书名	第一次做妈妈
作者	［英］霍莉·史密斯
译者	汪 莹
出版	中国友谊出版公司
发行	中国友谊出版公司
经销	新华书店
印刷	河北鹏润印刷有限公司
规格	710×1000 毫米　16 开 19 印张　241 千字
版次	2019 年 7 月第 1 版
印次	2019 年 7 月第 1 次印刷
书号	ISBN 978-7-5057-4685-5
定价	45.00 元
地址	北京市朝阳区西坝河南里 17 号楼
邮编	100028
电话	（010）64678009

作者的话

感谢妈妈团的成员们，感谢你们愿意和我一起分享自己的育儿经历、育儿妙招和建议，谢谢你们给予我如此宝贵的帮助。书中宝妈们的案例都是真实的，她们的生活也是真实的，她们的育儿经历也是真实的。老实说，我觉得再也找不到比她们更好的育儿专家啦。

我还要感谢路易丝·克雷蒙西尼，她是一名卫生随访员（Health Visitor）、演说家、妻子、母亲，是一名全方位的专业人员。谢谢她为整本书提供了专家的视角。

关于"性别"问题，我首先作一个简单的解释。为了方便起见，本书里我用"他"指代"宝宝"，"她"指代"卫生随访员"和"助产士（midwives）"，"他"指代"医生"。真的是令人气愤的性别歧视啊，我在此深表歉意。

另外，本书提及的组织机构、慈善机构或者信息来源，均可在本书的最后一章《实用的联系方式》中找到。

更多的阅读内容，欢迎大家访问我的博客：www.holliesmith.co.uk/blog/

前 言

欢迎你迈入为人母的第一年——这有可能将会成为你有生以来最棒的12个月，也可能是最具挑战性的12个月。经历了漫长的孕期，经过了长久的等待，你的宝宝终于出世了，你终于当妈妈了。毫无疑问，你已经累得筋疲力尽，而且，心情也是非常复杂，有喜悦，也有焦虑。有的宝妈会跟你说，当妈的感觉太棒了，但是，这也比想象中要辛苦得多。实际上，你只有当了妈以后，有了亲身经历，才能真正了解为人母是怎样的一种体验。能够肯定的是，一路上你将会遇到各种各样的挑战。我衷心地希望，有了这本书的陪伴，你将能获取你所需要的育儿信息，顺利并快乐地度过为人母的第一年。

我还清楚地记得自己初为人母的第一年，一切都还历历在目。我永远也不会忘记那段不可思议的日子，我还清楚地记得当时的气味、情景、感受，以及心情。但是，我必须得说实话，大部分都是辛苦的回忆，比如：上床睡觉时，你一想到3个小时之后，还得在寒冷漆黑的夜晚爬起床给宝宝喂奶，你的胃里就一顿翻江倒海；宝宝饿得嗷嗷待哺，他用牙龈撕咬着你的乳头，当时感觉真的是非常痛；宝宝因为肠绞痛，没日没夜不停地啼哭；还有，那长得像咖喱酱一样的大便，拉在各种你想也想不到的地方，诸如此类。为了破解育儿谜团，你简直耗尽了心力。除此之外，你还要应对自己身体上以及情绪上的种种剧变，比如：分娩给你的身体带来了巨大的伤害；生宝宝还给你带来了各种从未有过的情绪和感受，除了喜悦和惊奇，伴随而来的还有焦虑和抑郁；你得学会如何处理新角色带来的种种新要求；有了宝宝这个"第三方侵入者"，你还需要学会如何处理你们的夫妻关系；如果你考虑重返职场，你的内心会经历各种纠结挣扎。然而，对于每个宝妈来说，为人母的经历都是无与伦比的。

看到宝宝一天天长大，看到他从一个嗷嗷啼哭的婴儿，逐渐长成活泼可爱的一岁宝宝，你和宝爸的心里都充满了爱意和自豪。当宝宝长到一岁了，你们为人父母也一年了，心里的那种成就感也是满满的。没有什么能比这个更棒的了。

《第一次做妈妈》这本书是专门写给现代妈妈的育儿书。我希望，本书能够为大家提供一些实用的育儿信息，让大家能够更加自如地应对各种育儿难题。你可能会发现，书中对大部分的意见都保持中立的态度——因为身为现代妈妈，大家的自我怀疑和内疚之情本来就够多了，我们不需要一本育儿书籍对自己指手画脚。你可能还会注意到，书中的育儿建议很少是一味灌输、绝对唯一的。我这样做的理由是：因为每个宝宝都是不一样的，每个妈妈也是不一样的。身为一名妈妈和作家，我懂得了这样一个道理：育儿中很少有绝对的对与错，育儿里更多的是可能、也许和差不多。所以，在本书里，我所提供的都是关于育儿的基本实践、"公认的智慧"，以及官方的育儿指南，更重要的是来自各位宝爸宝妈的"亲口证词"。亲爱的宝妈，在育儿的问题上，你才是最终的决定者。

目 录

CONTENTS

第二部　照顾宝宝

第三章　宝宝生活护理

第四章　宝宝喂养知识

第三部 关爱自己

第八章 产后身体恢复

第九章　产后心理健康

第十章　夫妻感情和性生活

第十一章　重返工作岗位

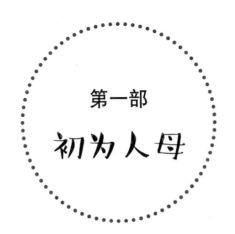

第一部

初为人母

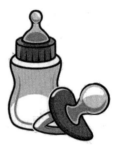

第一章

宝宝必备用品

目前在市面上，新晋父母可以购买到的婴儿物品种类繁多，简直令人眼花缭乱。那么，哪些婴儿物品才是必须购买的呢？哪些是可以找亲戚朋友借用就可以的呢？还有哪些是我们可能要绕开的购买误区呢？毫无疑问，对于初为人母的你而言，这将会成为你面临的诸多难题之一。老实说，宝宝刚出生的时候，绝对需要的物品其实并不多，你只需准备一些基本必备的物品即可。根据你读到这本书时所处的不同阶段，比如，你可能已经购买了大量的婴儿用品，那么你可以将本章当作是一个确认清单，或者从本章汲取一些不错的但也不是至关重要的点子。或者，你现在正为宝宝的出生做准备，那么本章的一些建议或许可以帮你节省一点钱，让你少走一点弯路。

如果这是你们的第一个宝宝，那么你们可能想确保宝宝能够拥有一切他所需要的东西（即使你们也并不确定他到底需要什么）。也有可能，给宝宝买东西让你感到乐此不疲，简直买得停不下来。但是刚开始的时候，最好只买真的是绝对必要的基本物品。在本章的结尾处，我还列出了宝宝刚出生时绝对需要的用品清单，并且分别阐述了每样用品的利与弊，以及其他的一些事项。随着时间的推移，你也会越来越明白哪些东西是你需要的，而有哪些是不必要的，那么到了那个时候，你再下订单。毕竟，只需点击鼠标，就可以在网上完成购物。你肯定还会收到很多的礼物，至少有部分正合你的心意

（但与此同时，你也会收到一些你并不需要的礼物）。切记把收据保留好！

不管你的购买清单上有些什么东西，请牢记以下一点：几乎所有的宝宝用品都可以接手、借用或者购买二手的，比如在全国生育联合会（NCT）[1]举办的义卖会、当地的布告栏、网上等渠道，以便宜的价格买到。但有两个是特例——汽车安全座椅和床垫。安全专家们建议家长一定要给宝宝使用全新的安全座椅和床垫。我们在开足马力大肆购买的时候，切记要理性思考，因为在婴幼儿市场上很容易浪费钱。而且，请记住这一点，无论你们住的是大房子还是小房子，一旦家里堆满了宝宝用品，房间似乎就显得很小。千万不要购买家里放置不下的宝宝物品。

最终而言，这是个很主观的判断：一个新晋妈妈认为的必备用品，可能另一个妈妈会觉得完全是浪费钱。这主要还是取决你认为宝宝需要什么。很有可能，你给宝宝准备的各种物品，至少有几样会让你觉得悔不该买——不过肯定的是，你也会买到几件好东西，让你觉得物超所值。

妈妈团报告

购买宝宝用品贴士

不要购买任何新的用品。因为宝宝会在上面呕吐、拉大便，排泄物弄得到处都是，或者转眼之间宝宝就长大用不了了。二手网站才是你最好的朋友。在那里，你用很便宜的价格就能购买到许多大品牌的婴儿衣服。除此之外，还能买到其他很多不错的婴儿用品。

—— 查理C

---

1. National Childbirth Trust（NCT），英国一家专门提供妊娠、分娩方面的咨询，为初为父母的人提供支持的权威生育机构。——译者注

先让你的宝宝试用一下那些昂贵的非必需品，比如婴儿椅、吊床、或者弹跳椅，然后再花这个钱。有些宝宝根本就不喜欢自己被放进这些东西里！

——露西 R

你在为宝宝准备必需品的时候，Freecycle[1]、Gumtree[2]、Netmums[3]，或者 NCT 举办的义卖会都是很不错的地方。在这些平台上的东西便宜，有时甚至可以免费获得。

——莫莉 F

我在我的朋友中是第一个生小孩的，我告诉他们要准备许许多多的纱布。他们大多数都会问我为什么。后来我才明白，原来只是因为我的小孩容易吐奶而已。这个故事的寓意是每个宝宝都是不一样的。你的宝宝需要什么呢？那还要拭目以待啊。

——克莱尔 A

收到衣服礼物时，不要把吊牌撕掉。如果尺码不对，或者你只是不喜欢，商店一般都能为你提供良好的换货服务。

——薇薇安 S

不要在大型的婴幼儿购物中心买东西。你闲逛的时候，看见了什么都觉得需要，但实际并不是如此。你应该做的是先调查，然后再到网上购买。

——劳伦 B

---

1. 一个免费赠送或者求赠送闲置的平台。
2. 英国最大的分类信息网站。
3. 英国的一个亲子网站。

宝宝衣物用品

你绝对需要

- 大量的婴儿衣物。刚开始，无论是白天还是晚上，最好给宝宝穿简单一点的、旧的睡衣，因为穿着舒适，而且穿脱方便，一旦你熟练掌握按扣衣服的话。别买贵的，多囤一些，因为刚出生的宝宝经常会把衣服弄湿，一天需要换洗好几套。有些宝妈喜欢看到宝宝在白天"穿着得体"，那么，简单的、面料柔软的分体式衣服也是不错的选择。

- 几件背心。天气转凉的时候，你可以给宝宝添加一层薄薄的衣物。而且，如果天热的话，背心还可以单穿，所以整年都好用。可以多买几件备用，因为背心也很容易弄脏。

- 开襟衫。天冷的时候，很有必要为宝宝准备一件开襟衫，你可能还需要多备一件。传统的、手工编织的奶奶牌开襟衫就很棒。如果热心肠的奶奶或者朋友愿意为你的宝宝编织，那么你就不用购买。

- 夹克衫或者外套。天气寒冷的话，带宝宝出门时需要。

- 婴儿袜。对宝宝的脚指头有一定的保暖作用，它比婴儿毛线鞋更好，更不容易被宝宝蹬掉，尤其是如果你买稍长一点的袜子的话。你还可以投资一双不易脱落的袜子，据说最容易蹬掉袜子的宝宝也适用。

- 帽子。天冷的时候带宝宝出门，最好给他戴顶帽子保暖（但是，回到室内以后，请记得帮宝宝脱掉帽子，以免宝宝感到过热）。而且，如果室外太阳很大，除非宝宝有遮阳罩、遮阳伞，或者仔细包裹好的纱布提供保护，记得给他戴一顶太阳帽，这点也很重要。

"无论是哪种昂贵的婴儿外出服，都不值得购买——反正你很可能会收到一些这样的礼物，而且，即使你真的需要自己购买的话，也很容易找到质量不错、二手的，或者从别人那里接手的婴儿出门靓装。"

劳伦 B

你可能需要

- 婴儿鞋。婴儿鞋虽然看起来很可爱，但众所周知的是，它们也特别容易掉。另外，在购买婴儿鞋的时候，一定要确保鞋子的材质柔软且具有弹性，因为宝宝的小脚 70% 都是软骨，极易受到伤害。

- 手套。同样，这也很容易掉，尽管有一些商家宣称他们的手套非常牢固，不易脱落。不过，你也不用过于担心：宝宝们可能一点也不介意自己的小手是冰凉凉的。

- 婴儿装、滑雪服。寒冷的天气带宝宝出门，可能有必要为宝宝加一件夹克衫或者短外套。然而，你会发现婴儿装或者滑雪服——通常是一件非常暖和、非常笨重的连体服——却没那么好用，穿脱都不方便。其实，宝宝躺在婴儿车里，为他加盖一两件毛毯即可。

"滑雪服完全是多此一举。我们原以为需要给宝宝备一件过冬，但是宝宝裹在滑雪服里，整个人都看不见了。实际上，多添加几件隔层衣服或者毯子，同样能起到保暖的效果（不过，穿滑雪服拍的照片很搞笑）。"

克莱尔 F

你真的不需要

- 婴儿防抓手套。这些小小的棉手套质地柔软，理论上应该可以保护宝宝不被自己的指甲刮伤，但实际上，这些手套非常、非常容易掉。所以，最好的做法是，给宝宝购买一个婴儿专用剪刀或者婴儿指甲剪，给宝宝勤剪指甲，把指甲剪短磨平。

宝宝尿布用品

你绝对需要

- 尿布。刚出生的宝宝对尿布的消耗很大，所以你可以考虑大批购买。大家普遍使用的是一次性尿不湿。在你经济可以承受的范围内，尽量给宝宝购买质量最好的尿不湿，并确保尿不湿的型号与宝宝的重量相符，这样可以预防宝宝长尿布疹。如果你感觉经济压力比较大，或者担心对环境造成污染，而且，你也愿意承担清洁尿布的重任，那么你可以考虑购买那种可循环使用的尿布：虽然刚开始的开销比较大，但长远来看却是更加经济实惠。你还可以买到质量不错的二手尿布。另外，你还需要购置一个有盖子的桶，用来存放或者清洗臭烘烘的尿布。

- 棉纱布。初生宝宝的皮肤很敏感，所以棉纱布是最佳的宝宝洗浴用品，可以用来给宝宝洗脸、擦澡、洗眼睛。

- 湿纸巾。和纱布相比，用湿纸巾给宝宝清洁屁股，可以减少许多麻烦。最终，你绝对会想要换成湿纸巾。购买时，尽量挑选温和且无酒精、无香精的那种。

- 护臀霜或者隔离霜。尿布疹是婴儿最常见的问题之一，最好一开始就买一瓶护臀膏备用。

- 至少准备一张尿布垫。给你们家的地面都准备一张尿布垫。你可以将其铺在桌上给宝宝换尿布（如果你打算在桌子上给宝宝换尿布，那么你的视线一刻也不能离开宝宝），或者你可以直接铺在地板上换尿布。尿布垫只要干净整洁、便于携带、可折叠即可。通常，婴儿杂志或者其他促销活动都会免费赠送尿布垫。平时，你还可以将一块尿布垫折叠好，放在妈咪袋里随时备用。

- 大包。带宝宝出门，你肯定需要一个大包，用来装尿不湿（还有其他各种宝宝用品）：大多数的宝妈都会在门口备一个装好宝宝物品的包，以便随时出门。不过，你也没有必要另花一笔钱，专门购置一个妈咪包（妈咪包一般设计合理、分层收纳，比如放尿不湿、奶瓶等），一个普通的、存储空间大的袋子或者大包即可。

你可能需要

- 尿不湿袋子。虽然不太环保，但毫无疑问，尿不湿袋子很实用，你可以将脏兮兮的尿不湿放进袋子里，防止它渗透出来，而且，还能防止臭味弥漫出来。当然，你还可以使用超市的购物袋。

- 尿不湿专用垃圾桶。有些妈妈觉得这个必不可少；有些妈妈却强烈反对，觉得应该把它归于"毫无用处"的那一类物品。一般而言，这仅仅意味着你可以少跑几次垃圾桶。

"不要购买尿不湿专用垃圾桶。无论你怎样打扫，无论你换得多么勤快，它们还是会发出最刺鼻、最恶心的味道。我觉得，它们散发出来的味道甚至比脏的尿不湿还要恶心。"

乔 W

你真的不需要

- 换尿布台。这个属于"最没用的投资"清单里最常见的物品之一。假如你把尿布台搁置在育儿房里，宝宝每次在楼下拉了大便，或者拉了一泡尿（一天无数次啊），那么你还要辛苦地爬上楼。

"我向你保证，你真的不需要购置湿纸巾盒子。湿纸巾会卡在上面，一点也不实用。"

丽贝卡 F

宝宝寝具用品

你绝对需要

- 婴儿床。宝宝刚出生的时候，你可能想为他提供一个更舒适的睡眠环境（比如婴儿摇篮、婴儿摇床），你可能不会将宝宝放到大床上睡觉。所以，婴儿床很快就能派上用场。

- 三段式床板婴儿床。这是一个不错的投资，可以使用很多年。等宝宝长大一点，你还可以把它改造成儿童床。另一方面，如果你计划生二胎，那么第二个宝宝也需要一张婴儿床。如果你想和宝宝睡在一起，但同时又担心安全问题的话，那么侧边有围栏的婴儿床也是一个不错的折中方案。

- 给二手婴儿摇篮、摇床，或者婴儿床，配置新床垫。婴儿死亡研究基金会（FSID）[1] 推荐，刚出生的婴儿最好睡在崭新的床垫上。出于安全的考虑，床垫应和婴儿床严丝合缝。如果是分开购置，那么请务必确保床板和床垫的尺寸完全一致。

- 床品。无论你的宝贝睡在哪里，你都需要多准备几条床单——至少要多准备一套备用。婴儿尿床是常有的事，这点你肯定也猜得到。床套虽然不是必备用品，但却可以让你的生活更加便利。根据室内温度的不同，你可能还需要准备一到两床毯子，给宝宝保暖。多孔毛毯受到大家的一致好评，它编织得很松，其"多孔"的设计便于空气流通，所以又轻又暖和。另外，还可以再准备一条双面绒的毛毯，方便外出时使用。平时，可以将它铺在地板上，让宝宝躺着上面玩耍。

1.Foundation for the study of Infant Deaths.

- 室温计。可以用来测量宝宝的房间温度是否安全。一款简单的室温计，售价大概为几美元。事实上，很多的婴儿杂志、各类促销活动以及大型商场都会免费派送室温计。

　　"没必要购买婴儿专用床单。宝宝躺在床上，他们根本不在乎床单长什么样。用一个枕头套，直接套在婴儿摇篮的垫子上即可；将普通的床单剪一刀，或者对折，就可以铺在婴儿床上。那些花里胡哨、两边带有蕾丝的床单看起来傻兮兮的，根本没有购买的必要。"

阿比 M

你可能需要

- 婴儿睡篮。有一些家长认为婴儿睡篮是必备之物，有些则认为完全没有必要。据说，对于刚出生的新生儿而言，婴儿睡篮提供了一个非常舒适、温馨的睡觉环境。婴儿睡篮的最大用处在于，它体积小，且便于携带。你既可以将它安置在你们的大床边上，还可以方便地将它从一个房间提到另一个房间。这点非常实用，因为现阶段的宝宝在白天还需要睡几次短觉。不过，婴儿睡篮的使用时间不长（最多 3~4 个月就睡不下了，有些宝宝个头大，长得快，1、2 个月就用不了了），所以绝对没有必要购买新的婴儿睡篮。别忘了还要配置一个架子，这样就可以很容易地将宝宝抱起来。记得要将其放置在远离风口的地方。

- 小婴儿床。在使用全尺寸的童床之前，小婴儿床也是个不错的前行替代物。和婴儿睡篮相比，小婴儿床不方便携带，但更牢固，使用的时间也更长，一般可以用到 6 个月左右。通常还配有可以摇晃或者摇荡的功能（这和某些婴儿睡篮一样）。虽然有些家长觉得这个功能很实用，但有些家长可能会提醒你，"睡眠联想物"存在一定的弊端，到了后面你可能会后悔使用。

- 睡袋。许多家长认为，这是宝宝睡觉的必备之物，宝宝穿着睡袋，整晚都很暖和。一般情况下，宝宝出生后就能使用睡袋，但是为了安全起见，请购买适合宝宝尺寸的睡袋，并视季节而定，购买厚的或者薄的睡袋，这点也很重要。因此，随着宝宝不断长大，以及季节的不断更迭，你可能需要购买好几条睡袋。另外，你可能还想多买一条以备不时之需。

- 包被。有些家长说，包被可以让宝宝一整晚都睡得很踏实。不过，有些家长说没有必要特意购置一个包被，用普通的婴儿毯子将宝宝裹起来，也能起到相同的效果。

- 婴儿监视器。市面上有各种琳琅满目的电子系统，有些监视器可以让你听到（甚至可以看到）睡在另一个房间的宝宝。最新款的婴儿监视器包括：高科技的电子款式或者带显示屏的款式，附加功能非常齐全，包括室温计、夜灯、对讲系统等，有些甚至还可以播放摇篮曲。许多新晋父母认为，买一个监视器，相当于买一个心安，所以觉得物有所值。有些家长则认为用处不大，他们认为只要你严格遵循睡眠安全的原则，在宝宝出生后的头6个月里，或者更长的时间里，将宝宝的床放置在你们的大床旁边，那么宝宝只要一哭，家长肯定就能听得见（除非你们家的房子特别大，那另当别论）。你还可以购买婴儿呼吸感应器，如果宝宝呼吸停止一定时间（一般为15~20秒时），它就会发出警报的声响。有些新手父母觉得有了这个，感觉安心多了。但是，根据专家的建议，婴儿呼吸感应器并不能完全预防婴儿猝死综合征（SIDS）的发生。而且，有时它可能发出虚假警报，让人徒增紧张。

- 轻便的旅行婴儿床。这个绝对不是必需品，但是在出门度假时，或者在外面过夜时，有一个可携带的婴儿车，你们可以方便地将它折叠起来，放在汽车后备厢里，这真的是一大便利啊。而且，当你的宝宝开始能够四处移动，你还可以把它当作孩子的游戏围栏。有时候，你需要离开房间，就可以将宝宝暂时放在里面。

- 遮光窗帘。关于这点，有两种意见完全相左的观点：a）有些家长发誓说这个真的是哄睡神器；b）有些家长认为，宝宝习惯以后会形成依赖，而成为宝宝睡觉时某种必要的条件。那么是否应该使用遮光窗帘呢？这个由你自己来决定哦。

- 床头悬挂玩具、音乐铃。这个可以有效地转移宝宝的注意力，甚至可以成为很好用的"睡眠联想物"。然而，这个也可能会变成"自讨苦吃"的物品。比如，晚上你需要起床，重新开启音乐铃。不过，现在市面上有配置遥控器的音乐铃，那么至少你不需要为了重启音乐，大晚上还得从床上爬起来。

> "迪斯科球真的物超所值。确实如此，宝宝特别喜欢看投射在天花板上旋转的灯光——宝宝立马就睡！"
>
> 阿比 M

你真的不需要

- 婴儿床隔板。广告宣称这个可以确保宝宝的脚紧贴着床尾。但是，如果你把宝宝裹好，让他的脚贴着床尾睡的话，那么根本没有必要购买特制的婴儿床隔板。你还可以让宝宝使用睡袋，不过，有些宝妈说，对于双胞胎家庭而言，婴儿床隔板很好用，可以将两个宝宝隔开，放在同一张童床上睡觉。

- 花哨的童床、婴儿床，或者婴儿睡篮的床围、保护套以及床套。当然，除非你特别喜欢这种风格。

宝宝喂养用品

你绝对需要

- 奶瓶和奶嘴。不管你是给宝宝喂配方奶，还是你决定母乳喂养，但有时需要将奶挤出来，奶瓶和奶嘴都属于必须购买的婴儿用品。有些宝妈虽然是母乳喂养，但仍然推荐购买一个奶瓶备用，以防万一或者你改变了心意（有些宝妈则认为这是一个很糟糕的主意，这可能会动摇你坚持母乳喂养的决心）。市面上，奶瓶和奶嘴的种类繁多，可能会让你不知道该如何选择。你可以先询问一下其他已经当妈妈的朋友们的意见，让她们推荐一下。你自己还可以多试几种。最重要的一点是，确保你购买的奶瓶能够放得进你买的奶瓶消毒器里。

- 奶瓶刷、奶嘴刷。牛奶特别容易滋生细菌，并且小宝宝的肠胃十分敏感，所以务必确保奶瓶、奶嘴清洁干净，这点至关重要，也是专家推荐的做法。

- 消毒锅。宝宝在 1 岁之前免疫系统还没有完全发育好，所以，如果你打算在此之前用奶瓶喂宝宝，那么就有必要购买一个消毒锅，它可以杀死很多致病的细菌。消毒锅还可以用来给宝宝的安抚奶嘴和其他出牙玩具消毒。最常见的消毒锅有电蒸锅和微波炉两种（如果你们家厨房的存储空间有限，那么选择后者为佳，你不用的时候，可以将其收纳起来）。当然，你还可以使用更传统的消毒方式，即将需要消毒的物品浸泡在冷水和消毒剂里，那么你需要购买一个消毒套装——一般指的是一个带盖子的桶——也可以用一个干净的带盖子的大容器代替。

- 围兜或者纱布。即使宝宝还没有开始吃辅食，这个也很实用。刚开始给宝宝喂奶，尤其是用奶瓶喂的话，经常会发生漏奶、吐奶和呕吐的情况。这时，一个小小的塑料围兜就能解决大部分的问题，否则的话，宝宝吃得全身脏兮兮的，你还要从头到脚给他重新换一套衣服。你还可以将纱布塞到宝宝脖子下面，它遮挡的面积则更大。平时，纱布还可以用来给宝宝擦洗。母乳喂养的时候，纱布还可以提供遮挡。而且，它还是一个不错的安抚物品。

"直接购买大号奶瓶，不要浪费钱购买新生儿型号的奶瓶。为什么？因为很快宝宝的奶量就会超过80毫升。"

赛琳 G

你可能需要

- 挤奶器。如果你打算一直母乳喂养，或者由于某种原因，你需要把奶挤出来用奶瓶喂的话，那么你可以购买或者租用一台挤奶器。你可以直接用手挤，但挤奶器更为方便。你可以将奶直接挤到集乳袋或储存瓶里。挤奶器分为手动和电动两种，电动的更昂贵。你还可以从 NCT 或者其他地方租一台*。

你绝对不需要

- 温奶器。真的没必要。一大瓶热水就能温奶。而且，大多数的家长觉得放进微波炉里转一圈，然后用力地摇晃即可。不过，专家反对家长使用这种做法，因为这有可能会烫伤宝宝。

---

* 此条建议仅在英国适用，读者请根据实际情况加以使用。下同。

宝宝出行用品

你绝对需要

- 汽车安全座椅。如果你没有为宝宝购买安全座椅，你连医院的门都出不了（英国有些医院甚至规定，你即使步行回家，也必须准备一个安全座椅）。切记，一定要购买崭新的安全座椅，除非你是从非常可靠的朋友那里接手。万一安全座椅是坏的，对于你宝宝的安全，将会是一个极大的隐患。另外，请务必确保安全座椅的尺寸和类型都符合你宝宝的月龄；对于初生儿而言，家长必须购买需反向安装的安全座椅。你还可以购买可调节的款式，以后等宝宝大一点，再改成正向安装。最好去知名的汽车安全座椅销售商那里购买，他们为顾客免费提供各种安全建议，并提供安装服务。切记，宝宝的安全座椅不要安装在前排座位，因为那里有安全气囊。

- 婴儿车。婴儿车或者婴儿推车属于必备的婴儿用品，可以用好几年。有些家长认为，投资一款高端、多用途的"旅游系统"婴儿车很划算——确实也是物有所值，因为它赠送的配件一般包括安全座椅，有些还送婴儿摇篮（尺寸很大，体积大于一个睡篮）、脚套、妈咪袋，或者雨罩。如果你打算生二胎的话，那么它的用途则更广。但是，有些家长认为，一款能够满足基本用途的，质量好、轻便式、可折叠的婴儿推车则更实用。你还可以购买可调成卧式的婴儿推车，这样宝宝一出生就可以使用（或者，头几个月的时候，你还可以用亲密背巾代替婴儿推车）。理论上，婴儿推车可以一直用到宝宝上托儿所。不过，无论你打算购买豪华的婴儿车还是轻便式的婴儿推车，你首先需要考虑一些实际的问题，比如：这款车子是否轻便、牢固；是否便于操作；是否便于折叠以及支起来；购物时可以装多少物品；你的车上和家里是否有足够的空间放置婴儿车。

"不要花几千元钱买一个高大上的旅游系统，4个月后，你就会将它放弃，而改用轻便式的婴儿推车。这款豪华婴儿车就会完全闲置。"

艾米丽 D

你可能需要

- 亲密背巾、背带。如果你觉得卧式婴儿推车太麻烦，不愿使用，或许婴儿背巾或背带就是一个不错的替代物，能够让宝宝亲密地和妈妈的肌肤贴在一起。而且，宝宝如果肠绞痛，可以试着用背巾或背带背着他散步，能起到抚慰的作用。或者，有时候你有其他的事情要做，但宝宝又黏着你，那么亲密背巾就能派上用场。市面上的类型有很多种，购买时请仔细挑选。最重要的一点是，确保它能给宝宝的脑袋和颈部提供良好的支撑。但是，亲密背巾有一个最大的缺点，如果使用时间太久的话，妈妈容易背疼，而且，在没有其他人帮助的情况下，妈妈很难一个人把宝宝背起来或者放下去。

"购买一款实用的背巾。这简直就是妈妈们的救星，例如：有时宝宝不肯睡觉，但你需要临时出去一趟，或者你需要做其他的事情。"

丽贝卡 F

卫生和洗浴用品

你可能需要

- 婴儿洗澡盆。很多人认为买婴儿洗澡盆就是浪费钱。你可以把新生儿直接放在水槽里洗脸、洗屁屁、洗澡（小心避开水龙头）。等宝宝大一点，就可以在大澡盆里，由大人扶着一起洗澡，或者借用婴儿洗澡辅助装置（参见下文）。婴儿洗澡盆的一大用处是，如果你购买的澡盆配有架子，那么这特别适合背痛的家长。但是，你还是需要把水倒出来，这时你仍旧需要别人帮忙。市面上还有桶式的婴儿澡盆，据说很好用。

- 婴儿洗澡辅助装置。你如果打算把宝宝放在大澡盆里洗澡，但又担心宝宝不能乖乖地保持不动，或者你需要空出双手给宝宝洗澡，那么你可以购买婴儿洗澡辅助装置。适合新生儿使用的材料一般为泡沫橡胶；至于月龄大一点、已经能坐的宝宝，则可以用塑料、坐式的。

- 洗澡温度计。有些人宣称，这是唯一能够测试水温是否安全的方法。而有些家长则说运用常识，或者用手腕试一下水温即可。

- 指甲剪或者指甲刀。很实用的物品。宝宝经常被自己的指甲抓伤。虽然经常有人建议直接咬掉宝宝的指甲，事实上，这并不是一个好主意。

- 洗浴用品。一般情况下，温水就能将宝宝洗干净，但使用婴儿洗浴用品会让宝宝闻起来香喷喷的。不过，购买前，请仔细查看产品说明，确保它经过临床测试，适合婴儿的肌肤。请少量使用。大多数的婴儿洗浴产品都是头发、皮肤两用型，所以买一瓶就足以用上很长一段时间。

- 婴儿洗澡海绵以及毛巾。这绝对不属于必需品。不过，它们质地柔软，使用舒服。很多妈妈推荐那种有帽子的浴巾。洗完澡后可将宝宝裹起来，宝宝会感到既暖和又舒适。

- 婴儿梳子。非必买品。除非你家宝宝的头发特别浓密——即便如此，使用普通的、柔软的梳子即可。细齿梳消除宝宝头上的乳痂特别有效。

"我们买了一个特别实用的小工具：给新生儿洗澡用的塑料洗澡装置。有了这个，我们用普通的浴盆，就能轻轻松松地给宝宝洗澡。"

莫莉 F

你真的不需要

· 洗脸盆和洗屁屁盆。这真的没有必要,只需要两个干净的塑料碗就够了。

"我们买了一个所谓的'婴儿洗浴用品盒',但一次也没有用过。最后,我拿它做针线盒,倒是不错。"

莎拉C

其他物品

你绝对需要

· 退烧药。放进医药箱里备用,比如:宝宝出牙、打疫苗,或者发烧的时候。

你可能需要

· 铺在地上的软垫或毯子。给宝宝换尿布或者供宝宝玩耍用。在"宝宝不带尿布的时间",还可以用来保护地毯。

· 婴儿摇椅。大家普遍认为婴儿摇椅很有用,确实如此。家长在忙的时候,可以将宝宝安全地放在婴儿摇椅上。轻柔地摇晃能对宝宝起到一定的安抚作用,而且还能让宝宝看看外面的世界。有些款式为了增加乐趣,还配有婴儿活动架。

· 震动婴儿摇椅或者秋千椅。有些肠绞痛宝宝的家长说,这真的是天赐之物。不过,其坏处在于,至少有一段时间,这可能会成为宝宝愿意睡觉的唯一地方。专家推荐,不要在无人看管的情况下,独自将宝宝留在高处的摇椅上,因为摇晃会慢慢地将宝宝往前推,有掉下来的危险。专家警告，不要让宝宝在里面待得太久，以避免"扁平综合征"的发生。

- 婴儿健身架。婴儿健身架色彩鲜艳，上面还悬挂着各种玩具，这可以让宝宝独自玩上好一阵子。但是，一旦宝宝学会翻身、滚，就很容易滚出来，跑到架子下面去，造成一定的隐患，所以需要大人在旁边看守。而且，婴儿健身架很占空间。不过，有一种可折叠的布质健身架，至少收纳比较方便。

- 安抚奶嘴。尽管有些人仍旧觉得使用安抚奶嘴有很多的坏处，但还是有很多家长认为这真的是安抚宝宝的利器。而且，如果使用合理的话，也不会给宝宝造成危害。有些宝宝很喜欢那种小小的安抚毯子，你可以购买或者免费获取某些有广告用途的安抚毯子。或者，你还可以给宝宝准备一块普通的小毯子或者纱布，无须额外花钱，但同样效果很好。

- 婴儿体温计。妈妈为了求得心安，有必要买一个。如果宝宝发烧了，婴儿体温计就能够方便地测出宝宝的体温。实际上，许多家长认为这属于一个必备品。市面上，有多种类型的婴儿体温计，而且价格差别也很大。最安全、最准确、最方便的可能还是电子体温计，你可以将其放在宝宝的腋窝下面测量体温。还有多种类型的耳温枪，可放进宝宝的耳朵里测体温。

"我极力推荐婴儿摇椅。我家宝宝坐在里面很开心，而我就有时间打扫房间或者洗个澡。同时，宝宝可以看得见我，听得见我说话。没必要购买那种很花哨的婴儿摇椅，只要宝宝可以坐在上面，能够观察周边的环境就行。"

劳拉 S

现在不需要，但是以后需要的物品

你绝对需要

- 高脚椅。一旦你的宝宝学会坐，或者能够轻松地将脑袋立起来；一旦他开始吃固体食物，那么你就需要为他购买一张高脚椅。无论是从美观的角度，还是从实用的角度考虑，你最好挑选一张体积小一点、与你的餐厅匹配的椅子。就餐时，你可以把宝宝的高脚椅拖到餐桌的旁边，和大家一起就餐。有一种可折叠的高脚椅，可以方便地安装在椅子或者桌子上，这便于出门去别人家玩时使用。有些妈妈推荐，在宝宝吃辅食的阶段，"学坐椅"很有用。但这种适合 4 个月以上宝宝的学坐椅，有些宝宝喜欢，有些则不然。所以这个绝对属于"试过以后再购买"的物品。
- 吃辅食的塑料餐具。推荐使用。因为宝宝在吃饭的时候，盘子或者碗总是掉到地上。就勺子而言，塑料勺比金属的用起来更舒服。
- 大面积的围兜。尽可能挑选遮盖面积大一点的围兜，因为刚开始给宝宝添加辅食的时候，宝宝会吃得到处脏兮兮的。或者，你还可以给宝宝继续使用旧的棉纱布，同样好用。

"我为我的第一个宝宝购买了一张昂贵的塑料高脚椅，真是后悔，又大又丑，糟心啊，每次我从旁边走过都会被它绊倒。我真希望我当时挑选的是我朋友们买的那种欧式高脚椅，不仅款式简单大方，而且不占空间。等宝宝开始学走路，还可以将它改成其他实用的物品。真是活到老学到老啊。"

劳伦 B

你可能需要

- 游戏围栏。如果你的宝宝已经学会爬行，而你又需要暂时离开房间（你又不愿意让宝宝一直跟在你的屁股后面），那么你可以短时间地将宝宝放进游戏围栏里。前提是你们家有足够大的空间。有一种可折叠的旅游婴儿床，也可以用作游戏围栏（参见上文）。

- 学步车。通常是前面带一个托盘且装有轮子的椅子。宝宝借助学步车，可以自由地四处活动。一般适合 4 个月或者 6 个月以上的宝宝。只有等宝宝的背部发育好了，脑袋的控制能力也比较强了，才可以使用学步车。安全专家警告说，学步车可能会增加宝宝发生意外的风险，比如跌倒，或者不小心抓到危险的物品。而且，过度使用学步车的话，还会阻碍宝宝的生长发育。宝宝在学走之前，最好还是先练习滚、爬和四处移动的能力。但有很多家长，包括宝宝，都觉得学步车很好用。如果你真的购买了学步车，那么请务必确保它符合现行的安全标准。按照规定，学步车需要配有防摔倒的装置。宝宝使用学步车的时候，旁边必须有大人看管，并且，每次的使用时间不能超过 15 分钟。你可以购买静态的婴儿健身器作为替代，这个可能没那么好玩，但无疑更安全。

- 学站带。学站带和婴儿学步车一样，可以让宝宝独自玩上好一会。不过，使用的前提是宝宝已经具备很强的头部控制能力。同样，使用学站带时，有一些使用安全以及宝宝发育的警告事项，需要特别注意，比如：学站带必须固定在非常结实的门框后面；最好限制宝宝的使用时间（需大人看管）。你还可以购买那种带有独立架子、直接立在地板上的学步带，比如"婴儿弹跳椅"。这种价格更为昂贵，而且，并不是所有的宝宝都喜欢坐在里面。

- 婴儿背带。一般只适用于 6 个月以上、脑袋支撑得很好的宝宝。不过，将那么重的宝宝背在身上，对你的背部也是一个沉重的负担。婴儿背带可能更适合给你老公使用。

- 洗澡防滑垫。一旦你的宝宝能够坐在浴盆里玩水，建议洗澡时将他搁在防滑垫上，以防滑倒。有些防滑垫还具备感温的功能，水温一旦过高，它就会改变颜色，这个功能很实用。

- 玩具。完全没有必要购买玩具，因为你很可能会收到或者接手大量的玩具礼物。真的没有必要购买新的玩具，你在网上、旧物集市上，就可以买到很多不错的二手玩具。如何给玩具清洁呢？如果是小玩具，你可以直接将它浸泡在消毒液里，然后用水冲洗干净。至于大玩具，你可以用杀菌清洁剂进行擦洗。

- 家庭安全防护用品。种类特别多，包括窗户锁和柜子锁、楼梯门及插头盖子，等等。如果你统统购买的话，那可是一大笔开销，你需要自行决定哪些用品最值得购买。其实大部分都不需要购买，除非你的宝宝真的到了四处乱爬的阶段，那时真正的（以及潜在的）麻烦开始了。

"婴儿玩具是最'宰人'的用品。我儿子最喜欢的玩具就是一个带有蝴蝶结的木头勺子。如果你给他几个盘子、罐子，一个塑料米桶，他就可以开心地一直玩下去。"

卡瑟琳 E

绝对需要的必备用品：提前准备

- 一张婴儿床或者婴儿睡篮，或者童床（如二手购买，请配置全新的床垫）
- 一床床单、两床毯子，或者一条睡袋
- 8~12 件睡衣；或舒适、简单的分开套装
- 8~12 件背心
- 1~2 件柔软的开襟衫

- 几双袜子

- 外套、帽子、手套

- 安全座椅

- 婴儿推车或者亲密背巾

- 尿不湿、婴儿湿巾，以及护臀膏

- 棉毛巾

- 换尿布垫

- 奶瓶、奶嘴、奶瓶刷、消毒器（如果你打算奶瓶喂养）

- 几件围兜或者纱布

- 室温计

第二章

宝宝出生前几周

你的宝宝出生了！恭喜恭喜！接下来这个月里，你将会感受到初为人母的激动和兴奋、神奇和迷茫。在现阶段，你最应该做的就是把握当下，把每一天过好，甚至是把每一刻过好。

无论你的生产过程有多么顺利，产后你都需要一段时间进行修复，让自己慢慢适应"妈妈"这一新的角色。对于这个孕育在你肚子里9个月之久的小生命，你可能无法用言语来表达你心中的感受，抑或你对刚出生的宝宝一点感觉也没有，这些反应都是正常的。分娩后，你还要面临身体恢复的问题。对于很多女人而言，生完孩子后就像经历了一场车祸。当前，似乎有一大堆的事情需要你处理。但别担心，你一定会做得很棒。

"产后头几周发生的事情深深地刻在我的脑海里，终生难忘。生完宝宝后，浓浓的母爱向我席卷而来，但与此同时，我感觉到的还有恐惧和害怕。我害怕出院回家，需要独自一个人照顾宝宝。我害怕单独和宝宝待在一起。我害怕我一切都做得不对。"

维里蒂 N

你何时才能出院回家

有一小部分的英国人在家里生孩子，如果你们不是，那么医院或者生育中心就是你们荣升父母的第一站。同时，这也意味着你们身边有一批专业人士，可以帮助你们顺利地度过产后最初的那段日子。如果你的生产过程很顺利，孩子也一切正常，那么你很快就能出院，一般是在产后 24 小时。出院时间取决于你生孩子的具体时间，你可能还需要在医院住一晚，那么你就需要和你的另一半亲吻告别，独自一个人留在产房，度过精疲力竭的第一个晚上（这很可能也是一个无眠之夜，病房里有那么多的新生儿，环境可是出了名的嘈杂）。看着你刚刚生下来的宝宝，睡在你身边透明的塑料小床里，对你而言，这无疑也会是一个既令人惊叹又让人感到有点害怕的夜晚。

"天哪，那晚我几乎一夜未睡，尽管我早已累得筋疲力尽了。宝宝一整晚都在哭，我完全不知道该如何哄他。第二天清晨来临，当我看见孩子他爸终于踏进病房，我真的是太开心了。"

苔丝 T

出院前，医生或者助产士会给宝宝做一个全身检查，检查宝宝的眼睛、心脏、肺、脊椎、臀部、嘴巴和生殖器是否存在明显异常。你如果有任何的担忧，这时正是询问医生的最好时机。他们可能还会问你，宝宝有没有拉大便，以确保宝宝的排泄功能是否正常。顺便说一句，如果你宝宝第一次的排泄物看起来不像大便，倒更像黑色的糖浆，这也是正常的。这个也叫作胎便，是宝宝生活在妈妈子宫里的时候，肠子里积攒下来的大便。

医务人员可能还会给宝宝注射一针维生素 K。宝宝出生时，身体内的维生素 K 水平很低，很容易患上一种少见却很严重的出血性疾病——维生素 K

缺乏出血症。然而，如果你们迅速办理了出院，宝宝都还没来得及注射维生素 K，那么也可以由前来拜访的助产士或者医生在你家里为宝宝注射。

出院之前，妈妈也需要做几项身体检查。助产士会询问你是否已经小便过，还会为你量血压、体温、脉搏，确保你身体一切正常。他们可能还会按压你的肚子，检查子宫是否开始收缩，以恢复到正常的大小。

如果你觉得还没做好出院的准备，还想在医院多待一段时间，但是你已经被医生批准出院，也不要感到过分紧张。出院后，还会有一个或者多个来自社区的助产士为你提供产后服务——他们通常是在第二天登门拜访，随后他们还会上门体检几次。同时，你还可以随时拨打他们的电话（出院之前，确保你知道他们办公室的电话号码）。万一情况紧急，即使社区医院没有上班，你也可以打电话咨询医院的产房。

晚于预期出院

万一产妇分娩时出现并发症，或者在产后，妈妈和宝宝两个人需要任何额外的照护，或需要留院观察，那么住院的时间可能比预期要久一些。还有一种情况，英国有一些女性在家或者诊所里生孩子，后来转到了医院。抑或产妇打算母乳喂养，但由于某种原因，奶水就是不来，那么产妇有可能会晚于预期出院。

妈妈剖腹产的话，一般需要在病房住 3~4 天。但如果你真的渴望早一点出院，而且你看起来好像恢复得也不错，那么经医生批准，分娩后过了 24 小时也可以出院。

"我剖腹产的时候大出血，所以在医院住了 6 天。但我很乐意待在医院里，在那里，我可以获得所需的专业照顾——特别是在我昏迷的那段时间里。我儿子出生时很小，而且还患有低血糖，医生觉得宝宝需要留院观察。我很信任医生，不过，我更想回家，回家的感觉更棒。"

阿曼达 G

万一你真的需要在医院多待几天，那么凡事尽量朝好的方面想。虽然你很想快点出院，家里有更可口的饭菜，地板也不会吱吱呀呀作响，但从另一个方面来考虑，在医院里，你可以及时获得更专业的医疗服务，你只需安心地躺着休息，让身体恢复好，其他的事情都不用操心。

"我需要住几天院，感觉太糟糕了。我几乎没怎么睡觉，病房里的其他宝宝一直在哭，护士不停进进出出，而且病房的灯一直开着。当我终于回到家，我真是太开心了。不过，我记得当时自己在想：'天哪，现在没有人来给我帮忙。我几乎连走也走不动，却还需要照顾一对双胞胎宝宝！'我当时做的第一件事就是，将宝宝的照片发到脸谱网上，标题是：'现在我们应该怎么办？！'"

戴妮 B

如果宝宝早产，或者身体虚弱，那么有可能会被送往最近的一家儿童医院。看见刚出生的宝宝躺在保温箱里，那么小，那么脆弱，旁边还有那么多辅助他呼吸或者进食的仪器，妈妈肯定会感到担心难过。产后，妈妈在病房多待一天，都是一种煎熬。这种时候，你可以寻求早产宝宝慈善机构（比如Bliss）的帮助，他们为患者提供很好的建议和支持服务。关于更多的细节（或想要了解书上提及的其他机构）可查看本书最后一章《实用的联系方式》。

"宝宝出生时因为感染，被送到了特别看护病房。最开始的那几天，他都是由儿童医院的护士照顾，而不是由我来照顾。眼看着他就在那里，但我却不能像其他妈妈那样照顾自己的宝宝，那种感觉真是太难受了，令人绝望。"

玛丽安娜O

早期喂奶

妈妈们为宝宝做的第一件事，也有可能是最重要的事情（这点仍具争议性），就是给宝宝喂奶。宝宝需要进食，才能够长大、发育、存活。正因为如此，对于新妈妈而言，喂奶变成了一件很情绪化的事情，可能会引发许多不必要的紧张和担忧。

婴儿在6个月之前，只需喝奶就能满足他的营养需求——无论是直接喝母乳，还是冲调的配方奶都可以。无论你选择哪种喂养方式，一旦你掌握了技巧，那么一切都会变得很简单。在此之前，最好的做法就是遵循婴儿特殊的学习规律，顺其自然。

在第三章，我将更加详尽地讲述宝宝喂养的问题。接下来，我将简单地谈一谈，刚开始喂养的时候，我们需要掌握哪些知识和技巧。

坚持母乳喂养

如果和大多数的新晋妈妈一样，你打算给宝宝喂母乳，那么毫无疑问，开奶越早越好。我想你一定了解母乳喂养都有哪些好处，那么在这里我就不再赘述。反正，母乳是一个很好的东西，它富含抗体和抗病因子，拥有最佳的成分和温度；而且，据说母乳喂养还可以预防宝宝发生过敏。因此家里有过敏史或者湿疹的宝宝，尤其推荐母乳喂养。

你还需要了解，现阶段你的母乳还不是充沛的成熟乳。大概在分娩几天后，你的乳房才会开始分泌成熟乳。现阶段的"初乳"虽然颜色看起来比较浑浊，不够浓稠，但蛋白质含量高，且富含免疫细胞和免疫球蛋白。虽然宝宝好像只能吃上几口"珍贵的初乳"，但这就够了，因为初乳的营养含量是成熟乳的5倍左右。如果刚出生的宝宝对喝奶不感兴趣，或者他因为太困了而不愿喝奶，这都是正常的，而你需要做的是继续把乳房送到宝宝的嘴里。

贴士

如果你担心自己的乳汁分泌不够，那么你可以试试这种方法：它被称为"肌肤相亲法"，据说这种方法不仅可以增进母子感情，而且有助于促进乳汁的分泌。但是，如果到现在你还没有感受到浓浓的母爱，也无须过多烦恼。对于很多妈妈而言，这需要时间。

"回到家后的第二天晚上，我就哭着给产房打电话，向他们哭诉我的乳汁不够。我当时想，这肯定是因为我拥有世界上最小的乳房。但他们告诉我，我的乳汁充足，只是还没有来而已。于是，我坚持母乳喂养。到了第5天，乳汁真的来了。太棒了！"

查理C

你感受到的哺乳压力，可能有部分来自医院的医疗人员，他们希望产妇在出院前就能熟练地掌握母乳喂养的技巧。实际上，他们一般希望产妇在出院之前，至少知道正确的喂奶方式。"我记得，在医院里，我旁边坐着一名助产妇，她一直拽着我的乳房，试图让宝宝张嘴喝奶。我当时想，这与我预想中的为人母的情形完全不一样啊。"卡洛琳回忆道，"幸运的是，我的宝宝很快掌握了正确的衔乳姿势。"

不幸的是，有些妈妈由于某种原因，母乳可能一直分泌不足，那么这种压力或许会引发很多负面的情绪。残酷的现实是，出院回到家后，很多妈妈需要很长一段时间，才能建立起正确的母乳喂养模式——或者，刚开始似乎一切都很顺利，但后面却出现了一些波折。我之所以这样说，并不是因为我对哺乳持有消极的态度。我觉得母乳喂养的方式很好：不需要花钱，妈妈可以随时随地给宝宝喂奶；还有利于提高宝宝的免疫力；也是我们长时间坐着不动的好借口。另外，我的亲身经历也让我明白，早期的困难是可以克服的——我的乳头曾两次皲裂，忍受着这种痛苦，我继续坚持了母乳喂养 4 个月（在某一个时刻，我的决心也有所动摇——但那又是另外一个故事）。我想要表达的是，虽然有一些妈妈喂奶一直很顺利，但对于很多新手妈妈而言，喂奶并不是一件那么简单的事情。与其一开始将喂奶想象得格外美好，但到了后面却发现现实正好相反，那么还不如一开始就对喂奶有一个正确的现实认识，后面你会发现其实并没有那么困难：喂奶其实比你想象中更为轻松快乐。

"母乳喂养就是一场噩梦。我的女儿含乳姿势不对，我的乳头都皲裂了。真的，有一次，一大块皮都掉下来了。通过一大批医疗人员的帮助，加上我自身的顽强毅力，才建立了正确的喂养模式。我感到很失望：这和我预想中的一点也不一样，我原以为喂奶是一种让人充满爱意和暖意的经历。"

乔W

让宝宝学会正确的含乳姿势

你在摸索应如何喂奶的时候，肯定经常听到有关含乳姿势的问题。确实如此，正确的含乳姿势至关重要。如果宝宝含乳的方式不对，那么你的乳头就算被宝宝吸吮得生疼，他也喝不到足够的奶水——这不仅让妈妈受尽折磨，还会影响宝宝的健康。接下来，我将详细讲述母乳喂养的方法。

- 找一个正确的喂奶姿势，确保你的宝宝可以轻松地大口喝奶。要点：用某个辅助物帮助你支撑宝宝的重量；把宝宝垫高，高度正好适合宝宝喝奶；选择有靠手的椅子，或者使用 U 型哺乳枕，或者简单地垫几个垫子。

- 找到最舒服的喂奶姿势。你可以在背后塞一个靠垫，或者用矮凳把脚垫高。

- 将宝宝搂入怀里，宝宝靠近你的乳房位置，让他贴紧你的身体来含乳。要点：让宝宝的头、脖子和身体成一线面对着你，宝宝的鼻子正对着你的乳头。

- 如果你的乳房很大，或者你是剖腹产、背疼、脊椎疼，或者只是累坏了，那么你可以躺下来侧着身喂奶，这个姿势更轻松。你的脑袋躺在枕头上，但肩膀不能放在枕头上而是躺在床上让宝宝侧躺面对着你。你身体蜷曲，辅助宝宝侧身吃奶。

- 还可以用橄榄球式的喂奶姿势。将孩子放在腋下，用枕头托住宝宝的身体，婴儿的头枕在妈妈的手上。有些妈妈说这个喂奶姿势更舒服。

- 让宝宝自然张开嘴。喂奶时，让宝宝尽可能含住最大面积的乳房。如果可以的话，让宝宝将整个乳晕含进去。

- 妈妈用手引导宝宝含住乳房（你也可以让助产士直接帮你将乳房塞进宝宝的口里）。建议直接用乳头对准宝宝鼻子抚摩，因为本能的觅食反射，宝宝会自然张开小嘴衔接乳头。有时候，宝宝也需要你帮他一把。

- 宝宝正确含住乳房后，他的下嘴唇呈现外翻的形状，并且下巴紧紧贴住乳房。如果宝宝喝奶的姿势是正确的，那么他吸吮很有节奏，耳朵也在摇晃。

- 哺乳结束后检查乳头。如果变形了，或者压扁了，那么这表示宝宝的含乳姿势不对。

- 你可以先用手指终止婴儿吸吮。如果你发现宝宝含乳不对，想重新再试一次，不要强行用力拉出乳头，因为在口腔负压下拉出乳头，易引起乳房局部疼痛或皮损，应让婴儿自己张口。

哺乳疼痛正常吗

大家一般认为，只有宝宝的衔乳方式不对，才会导致哺乳疼痛。实际上，早期喂奶的时候，妈妈也有可能会感到强烈的疼痛。当饥饿的宝宝一口咬住妈妈的乳房，宝宝的吸吮会促使妈妈的身体释放一种叫作催产素的荷尔蒙（这种荷尔蒙能让乳腺周围的小细胞收缩，让母乳从乳头流出来，这称为"喷乳反射"），很多妈妈会感觉胸部胀痛。而且，最开始喂奶的时候，你可能还感觉到子宫在激烈收缩，肚子一阵疼痛，这是因为释放出的催产素正在促进子宫收缩，这有助于子宫早日恢复。

许多女性报告说，母体真正开始分泌乳汁的时候（这和初乳不同），身体也会感觉到一些不适。由于催乳素荷尔蒙的刺激，产后 3~5 天左右乳房开始分泌乳汁，这个过程一般也俗称为奶水来了。一般发生在晚上，第二天早上醒来，你发现自己胸前的乳房完全变了样。"我的乳汁很足，奶水充盈的时候，我的乳房就像石头一样——又硬又热、肿胀不已。"乔 W 回忆道，"我的女儿很难将乳房含住，她试了多次都没有成功，这两个巨大的物体差不多是她脑袋大小的两倍！"

当乳房开始分泌乳汁，它变得充盈、很硬，好像要爆掉了一样，这个也被称为涨奶。这个问题很容易解决，就是给宝宝喂奶。为了预防涨奶，只要宝宝想喝奶，就尽可能多次、长时间地给他喂奶。 如有必要，你还可以将奶水挤出来。有些妈妈建议，喂奶后冷敷也有助于缓解肿胀感。是的，她们就是这样说的：将冰凉的大白菜叶子塞进内衣里。这个主意不错，不过并没有科学证实这个方法有效。如果妈妈发热特别严重，也可以服用一点对乙酰氨基酚或者布洛芬。乳汁满盈的时候，乳房也明显地变硬，如果肿胀得厉害，再加上漏出的奶水让乳头变得很滑，这时宝宝就会难以适应，甚至吸不住乳头。为帮助婴儿尽快适应情况，吃上奶，你可以轻柔地用手将多余的奶水挤掉。不过，这种乳汁分泌过多的情况不会持续太久，奶水的供与求会慢慢稳定下来，形成规律。

贴士

现在，你可能发现每天都需要更换多次防溢乳垫。尽量挑选质量好的乳垫，并且定期更换。如果乳头经常被浸透，很容易引起发炎。

不过，除非有什么特殊的情况，哺乳的疼痛只是暂时的。真的，每个人的时间虽然长短不定，但通常在一两周后，情况就会缓解，最后疼痛也会慢慢消失——毫无疑问，这都归结于乳头久经磨炼、喂奶技巧日益娴熟，再加上妈妈的心态也变得越来越乐观。但是，万一事情没有好转，反而有恶化的迹象，那么你应该当心是否存在以下这些问题：乳头皲裂、乳腺堵塞，或者发炎。

"我第三天来奶了。当时，我正在和来探视的朋友聊天。他尴尬地指出，我的 T 恤衫都湿透了！我惊讶地发现乳房变得那么肿胀、那么大。母乳喂养的倡导者如果在一开始就向新手妈妈解释，虽然哺乳刚开始确实会疼，但到了后面，情况会好起来，那么我确信一定会有更多的妈妈坚持母乳喂养。"

克莱尔 A

需要这么频繁地喂奶吗

早期喂奶的时候，一般建议新手妈妈"按需哺乳"。也就是说只要宝宝好像饿了，就用乳房（或者奶瓶）给他喂奶。母乳喂养是一种供给和需求系统，如果产妇想奶水一直保持充足的话，那么需要不断地清空乳房的奶水。

那么怎样才能判断宝宝是否饿了呢？刚开始这可能很难确定。宝宝出生后前几周或者几个月里，饥饿的频率要比你想象中的更加频繁。新生儿的胃容量很小，导致他们不能一次性吃饱。通常他们每次吃得都很少，但很快，也许每隔一小时、甚至还不到一个小时，又饿了。过了一个月，宝宝喝奶的间隔时间会变得长一点，喝奶的规律也会慢慢形成。到了某个固定时间，你就可以预测宝宝是不是饿了。喝奶的间隔时间一般为3~4个小时。同时，你还可以观察宝宝的"饥饿信号"，例如，宝宝张大嘴巴、嘴巴发出声音、舔嘴唇、啃小拳头、在你乳房旁边觅食，或烦躁不安，这些都是宝宝饿了的迹象。宝宝哭闹通常也是饥饿的表现，但是，也有可能是由其他原因造成的，如累了、渴了、尿布脏了、不舒服，或者肠绞痛。如果喂奶也不能使宝宝安静下来，那么你可以再逐一查看其他的原因。

贴士

大家普遍的观点是，母乳喂养的宝宝不管进食多么频繁，他也不会吃撑。可能是因为宝宝能够很好地控制自己的进食量。吸吮乳房是一件十分累人的事情，宝宝吃饱了就不会继续吃下去。如果你担心宝宝喝的奶量不够，请翻看第三章内容。

喂奶的时候，两边乳房尽量完全排干净，这很重要。先喂一侧乳房，吸空后再换另一侧。这样，宝宝才能吃到富含脂肪的后奶，即哺乳快结束时的奶水，一般脂肪含量较多，而水分相对少些。让宝宝吃到后奶可以预防宝宝肠绞痛，

而且还能避免妈妈乳腺堵塞以及乳腺炎。如果宝宝没有把第二个乳房吸空，那么下一次喂奶，先让宝宝吃这侧。你能感觉到两侧乳房的差异，哪边乳房明显更充盈。如果你不知道是哪边，那么也可以试试一个老法子：可将安全别针放在宝宝最后吸吮的乳房上，作为下次首先吸吮的标志。

刚开始，哺乳的时间似乎格外漫长，因为新生儿吃奶还不熟练，他们需要时间才能掌握吃奶的技巧。另外，即使宝宝把这侧的奶吸空，仍喜欢不停地吸吮这边乳房，因为吸吮让宝宝感到很舒服。喂奶初期，宝宝喝奶的频率如此频繁，不禁让妈妈感到震惊（经常，也感到很厌烦）。很多妈妈都觉得自己就好像一台人形的挤奶机器，大部分的时间都在解内衣喂奶。不过，从宝宝出生后一两个月起，宝宝喝奶的技术会慢慢提高，胃容量也会日益增大，那么宝宝每次摄入的奶量就会相应增加，喂奶的频率也会随之降低，这时，妈妈对喂奶的厌烦以及哺乳的疼痛感也会大幅减少。同时，你还可以购买那种前开扣的哺乳内衣，这个很好用。另外，衣橱里多准备一些直接往上撩开的上衣，或者前面易拉开的上衣。我记得，我当时让我妈帮我在一大堆的球衣上都缝上了拉链。我妈妈人特别好，一一帮我缝好了。

"刚开始，我简直不能相信宝宝喝奶的次数有这么频繁。每天有一大半的时间，我的乳房都被宝宝含在的嘴里。幸好，她喝完奶以后，可以睡上很长一段时间，让我有机会喘一口气。我把两边乳房都赤裸晾在外面，涂抹好药膏，好好休息一下，以便为下次喂奶做好准备。"

劳伦 B

吉娜·福特（Gina Ford）的观点

当然，并不是每个人都支持按需哺乳的方法。有些人倡导应为宝宝建立更严格的作息规范，他们觉得让宝宝吃饱了还叼着乳房或者奶瓶，真是愚笨至极的做法。同样的道理，他们认为，到了该给宝宝喂奶的时候，家长却不叫醒宝宝让他继续睡，这种做法太过愚蠢。

这种以严格的作息为核心的育儿方法经常遭到育儿专家的反对，因为这不利于妈妈对宝宝的"自然需求"做出回应。而且，对于大多数妈妈来说，建立如此严格的作息需要花费大量的努力，似乎远远超出了它本身的价值。但是，毫无疑问，这种育儿方法的创始人吉娜·福特拥有一大批的粉丝，她们宣称，吉娜的育儿方法真的帮助她们养育出一个"满足、开心"的宝宝。因此，如果你觉得这种方法更适合你的宝宝，也可以翻阅一下她的育儿书，或者拜访一下她的网站试试看。

不然，你也可以放宽心，宝宝喝奶和睡觉的模式慢慢地、自然地最终也会形成一种有规律的作息。通常，过了最开始的几个月后，一切都会尘埃落定，水到渠成，你的生活也将会变得更有规律、更稳定。

> "我觉得吉娜·福特的育儿方法真的是拯救了我，她的育儿方法非常适合母乳喂养。我本来都打算放弃了，因为宝宝喝奶的次数实在太过频繁，令我感到很沮丧。感谢吉娜的育儿作息方法，我才能坚持母乳喂养。我知道，这些作息方法遭到了很多人的反对，但反对的人大多数都没有读过吉娜的育儿书，所以管他呢，我才不管其他人怎么想。"
>
> 露西 J

寻求帮助

遗憾的是，母乳喂养本身就是一件艰难的事情。在早期，很多新手妈妈都因此受尽折磨。这时候，你最需要的是，来自你的另一半，或者其他值得信任的亲人的支持和实际帮助。刚开始，当你被困在沙发上一直忙于喂奶，那时你需要有人给你送吃的、喝的，以及任何其他所需物品。同样的原因，当你在辛苦摸索喂奶技巧的时候，你需要的是实际有用且不带评价的指导，比如来自身边医疗人员的帮助，或者来自母乳喂养咨询师，或母乳喂养诊所的帮助。

如果你打算自行摸索应如何母乳喂养，那么网络上也可以找到丰富的资源。"如果你不愿参加哺乳课程，不想让一个可怕的助产士来为你指导，那么 YouTube 里面就有大量很棒的资源，你可以找到许多关于这个话题的教学视频。"查理 C 推荐，"宝宝出生后的前几个晚上，你可以观看网上的教学视频，来打发漫长的喂奶时间。这还有一个额外的好处，当你喂奶喂得都快要睡着了，能有一样东西帮助你集中注意力。"

配方奶喂养

配方奶喂养也有很多好处，其中最大的一个优点就是，你可以让你的另一半（或者其他人）给宝宝喂奶。对于很多现代女性，这真的是一大便利啊。

"我本打算母乳喂养，但我的宝宝怎么也学不会正确的含乳姿势，我的乳头都皲裂了，宝宝还是饿得嗷嗷哭，助产士也帮不上忙。最后我失去了哺乳的动力，很快就放弃了母乳喂养，我可不愿意做一名烈士。但从母乳转换到配方奶的过程并不顺利，没有任何助产士给我指导，教我应该怎么做。我只好在网上搜寻教学视频。我试过各种不同类型的奶瓶，以及各种各样的配方奶粉。我们只好摸着石头过河。"

杰斯卡 P

如果你决定给宝宝吃配方奶，或者因为母乳喂养失败而改用奶瓶，请不要感到内疚。令人遗憾的是，妈妈们普遍反映都是感到愧疚。其实，只要按照正确的比例调配奶粉，并做好卫生工作，配方奶同样是一种安全的喂养方式，可以给宝宝提供充足的营养。不过，你要确保按照配方奶包装上的说明冲调奶粉，并且在喂奶后做好奶瓶清洁和消毒工作，这两点对于宝宝的健康而言至关重要。

配方奶喂养需要准备的物品

配方奶粉喂养之前，你还需要准备一些喂奶用具：至少需要准备4个奶瓶和奶嘴（最好多准备几套，新生儿宝宝喝奶频率非常高，很多时候妈妈实在太疲倦了，每天只能勉强应付一轮的清洗消毒工作）；你还需要购买一个奶瓶刷和某种类型的消毒剂。当然，你还需要购买配方奶粉。市面上的奶粉种类简直多得令人眼花缭乱，而每个妈妈推荐的品牌也是各不相同。刚开始，你可能感到不知所措，不知道到底该选择哪一种。

你可能还会惊讶地发现，配方奶的价格非常昂贵，所以成本也是你需要考虑的一个重要因素。而且，你可能还会发现宝宝对奶粉也有自己的偏好。这样的话，你只能使用试试看的方法，先随机试用一种，再看看情况如何。不过，确保你购买的是一段婴儿奶粉，不要购买二段奶粉，或者"饥饿型奶粉"，这个并不适合新生儿。

另一个便利的选择是，购买液体配方奶。将奶倒入消过毒的奶瓶里，宝宝就可以直接饮用。不用担心是否弄错配方奶的冲调比例，有时甚至也不用加热（如果你家宝宝饿得嗷嗷哭，这时就特别方便）。液体配方奶可以室温储藏（密封时）。当然，相比较于配方奶粉，液体配方奶的价格也更为昂贵。我们可能负担不起一直给宝宝喝液体配方奶，但如果带宝宝外出，或有时候你觉得冲调配方奶太过繁琐，想偷一下懒，那么液体配方奶也是一个不错的选择。

"我儿子经常生病，于是我们不停地更换奶粉牌子。卫生随访员[1]也不愿意推荐哪种奶粉更好，以免被别人说有做广告的嫌疑。所以我们也不知道有哪些渠道可以获知各种不同奶粉的信息。最后，我们才发现原来一切的罪魁祸首是疝气。"

克莱尔A

产妇即使没有哺乳，产后不久乳房还是会分泌乳汁。但是，乳汁的分泌量会慢慢变少，直到最后停止分泌。但刚开始的几天可能会比较痛苦：一条热毛巾、舒适的内衣，以及1~2片止痛药（如有必要），应该可以帮助你撑过回奶的这段日子。除此之外，配方奶喂养还有另一大阻碍——其他人的反对。如果别人反对你给宝宝喂奶粉，尽量不要在意这些人的眼光。这是你自己的孩子，你想怎么带孩子是你自己的事情。

"我有一对双胞胎宝宝，我的奶水不够两个宝宝吃，母乳喂养一直都不顺利。我那位可爱的护士向我暗示，我奶水之所以不足是因为我和两个宝宝

1.Health Visitor，卫生随访问员是热衷于促进健康生活方式和预防疾病的护士或助产士，她们与家庭合作，为学龄前儿童提供最好的帮助。此处仅代表英国。

的感情不够深。最后我决定给我的宝宝一人喝一瓶配方奶。配方奶万岁。"

娜塔莎 H

奶瓶喂养注意事项

　　喂奶时，确保你和宝宝都保持舒服的姿势。支撑好宝宝的头部，让孩子的头部自然倚在你的肘上，用你的前臂支撑孩子的后背，保证宝宝能够安全、容易地呼吸和吞咽。垂直拿着奶瓶，保持奶瓶颈部一直充满奶水。否则的话，宝宝将会吞咽多余的空气，导致肚子胀气。让宝宝以自己的速度吸吮，吃奶的过程中如果宝宝想停下来，那么请停下来等一下孩子。

给孩子拍嗝

　　无论是母乳喂养还是配方奶喂养，每次喝完奶后，记得用手轻轻地抚摸宝宝的背部，这有助于宝宝将吞咽进的空气排出来。可以让宝宝坐在大人的腿上，也可以将宝宝抱起，靠在大人的肩膀上——首先在你的肩膀上垫一块纱布，因为宝宝可能会大大地打一个嗝，把一大口奶吐在你的身上。不过，俗话说得好，憋在里面不如吐出来的好。

应该喂多少配方奶

　　和母乳喂养的宝宝一样，喝配方奶的宝宝应什么时候喝奶，一次应喝多少奶，应间隔多长时间喝一次，这些问题同样很难明确回答。也许，大人只能以宝宝的需求为主，只要宝宝饿了，就给他喂奶（如上文，和母乳喂养的宝宝一样，你也会收到宝宝发出某种饥饿的信号）。最开始，一般是少量多餐——通常的情况下，你会发现宝宝每次的奶量只有几十毫升，但喝奶的次数比较频繁。随着时间的推移，他们会建立起某种相对固定的模式，奶量也会增加，中间间隔的时间也会变得更久、更有规律。如果奶没有喝完，请倒掉，不要留到下次继续给宝宝喝，因为牛奶很快就会滋生细菌。在短期内，你可能需要接受一定量的浪费。更多配方奶喂养的建议，请翻阅本书的第三章。

残酷的现实

你满怀爱意地将刚出生的宝宝安顿在汽车安全座椅上，并帮宝宝系好安全带，以每小时 7 英里的龟速开回家，然后轻轻地把宝宝安放在客厅的毯子上，接下来一切似乎有点反转。"我们住了 5 天院才回到家。老实说，当时感觉有点怪怪的、有点可怕，我们不知道自己接下来应该干什么，也不知道该拿宝宝怎么办。我们只是一语不发地坐在那里，面面相觑，呆呆地盯着躺在安全座椅里的婴儿。"萨拉 R 回忆道。

有些妈妈一开始就感受到了满满的母爱。"最开始的那几天，我每天都是喜极而泣。看看宝宝，我不禁开心地掉下眼泪，我感到太自豪了，我创造出如此完美的杰作。"杰玛说道，"我舍不得将宝宝放下，甚至一刻也不舍得给别人抱，甚至是来看望宝宝的人。"阿莱克斯 G 生下女儿后，同样感到惊奇不已："我抱着我的女儿，心中满是敬畏之情，这个抱在我手里的小家伙，让我感受到了生命的奇迹。回到家后的第一天，这种感觉太棒了。宝宝就睡在我们床边的婴儿摇篮里，我躺在她的旁边，整晚都握着她的小手。这种感觉很神奇、很迷茫，同时我也感到任务艰巨。产后的前几周里，我一直凝视着宝宝，心中的母爱如潮水般涌来。"

虽然这一切都很棒，但是，还有另外一种可能，你并没有立即感受到母爱。如果你看着刚出生的宝宝，但心里却没有任何的感觉，请放心，这没有什么不正常的。母爱并非是一种自发的感情，它总爱和我们耍花招。很多妈妈说，过了好几天、几周甚至几个月，她们才觉得自己真正爱上了宝宝。我自己对这一段的记忆非常模糊，但我依稀记得，我也是到了后面，才慢慢地感受到了对孩子的爱——亲子感情如细水长流，需要我们慢慢培养，一般不会突如其来。

"说实话，我觉得自己像死了一样。分娩的过程漫长而艰辛，充满了波折。生完孩子后，我全身都是麻木的，我感觉筋疲力尽，浑身都痛。我也哭了很多次。我对我的儿子一点感觉也没有，心里并没有立刻感受到浓浓的母爱。我只希望这一切能早点结束。后来，我们又不得不重返医院，因为宝宝生了黄疸。我感觉自己就像生活在地狱一样。回到家后，我觉得自己犯了有生以来最大的一个错误，前途似乎一片惨淡。不过，后来情况确实变好了！"

露西 J

产后沮丧

很多妈妈在产后的前几天，甚至前几周，都会经历某种程度的产后沮丧。大概有一周，产妇的心中突然出现一种号啕大哭的冲动，这真的一点也不奇怪：惊吓、疲惫，加上产后的荷尔蒙紊乱、身体的疼痛，以及对自己是否能当好一个母亲的担忧，等等。如果生产过程不顺利，或者宝宝身体不好，喂奶出现问题，或者任何来自外在的压力，都将会让一切雪上加霜。因此，在现阶段，你可能一时感到欣喜若狂，马上又觉得内心绝望，这都很正常。"刚开始的那几周，我是一团糟，经常哭。"拉若 S 吐露心声，"虽然大多数时候都是喜悦的眼泪，或是累极而哭。"

如果你偶尔感到情绪低落，请不要过分惊慌。这很正常，并非一定代表你患有产后抑郁症。

这些情绪上的波动一般在几周之后就会好转。现阶段，你应该做的就是熬过这段时光。尽量多休息，多睡觉，保证健康的饮食，并确保从身边最亲的人身上获取实际的支持和体谅。如果不能的话，你还可以从和蔼可亲的专业医护人员那里寻求支持。

如果产后你经常感到焦虑，这也很正常。毕竟，作为新手妈妈，你现在身负重任。面对照顾这个幼小的生命的重任，你难免会感到不知所措。正如莫莉 F 回忆道："我内心感觉既平静又安心，一种奇怪而又复杂的感受，中间还掺杂着极度的紧张。因为宝宝经常在睡觉，所以房子感觉特别安静，有时候，我觉得自己就好像生活在一个舒适的泡沫里。但有时，一想到母乳喂养的种种不顺利，以及我现在担负着养活这条小生命的重任，我不禁又感到惊慌失措。"

但是，请尽量积极地应对产后的悲观情绪。多和你的另一半谈一谈，或者找你的好朋友聊一聊。对于一些女性而言，这些相对较轻的"产后沮丧"或者惊慌感受的症状，有可能在后期会发展成真正的产后抑郁症（PND），或者产后焦虑症（PNA），而这些病症则需要专业的帮助。产后如果出现这些症状，请咨询助产士、卫生随访员或者全科医生（GP）。另外，还要留心难产所导致的产伤，这也有可能会引发不良的情绪问题。有关更多的详情，请翻阅本书的第六章。

"在早期的那段日子，我觉得自己麻木不仁，对什么都不感兴趣。我有时甚至感到很愤怒，偶尔，我又感到极度的开心，但这种时刻通常转瞬即逝。然而，即使你也有相同的感受，请不要担心，情况会好起来，真的会好起来。也许不会马上就变好，但慢慢地，最后一定会好起来的。你心里一定要坚信这一点。"

丽贝卡 F

在刚开始的那几周，你除了照顾好自己和小孩以外，尽量多静养，少操劳。让你的另一半去料理家务，或者如果你的妈妈来看望你，她主动提出帮你照料家务，也可以让她帮你分担家务。尽量多休息，把精力都集中放在养好身体上。尼可拉斯 G 建议道："刚开始的那几周，你和宝宝都有很多的东西需要学习，一切顺其自然，不要着急，也不要勉强。"

也不要为做饭的事情而忙碌。如果你的另一半有点像杰米·奥利弗（Jamie Oliver）[1]，他在产假期间很乐意在厨房忙上忙下，那很棒。否则的话，尽量依赖一些加工好的菜、方便零食，等等。不过，无论是哪种情况，饮食方面不要吝惜。每天尽量保证健康均衡的饮食，因为你需要摄取足够的营养，才能把自己和宝宝照顾好，尤其是如果你还在哺乳的话。产后的适当饮食有助于身体早日康复。

"生孩子对你的身体、生活，以及所有的一切，都是一种最大的冲击。当然，每个人都会告诉你，当宝宝睡觉的时候，你也可以跟着睡觉。但是，无论你感到多么疲惫，很可能的是，你的宝宝睡着了，而你的眼睛却睁得大大的。即使是这种情况，也尽量多休息：帮自己泡一杯茶，打开电视，把脚翘起来。"

艾米丽 D

现阶段，如果你每天都穿着睡衣，或一天到晚只想躺在床上，也不用担心，只要你自己感觉舒服就行，因为这样你在宝宝睡觉的时候，才更方便倒头就睡。至少，让自己多休息，多放松。你可以看看书，多和朋友保持联络。如果你觉得整天窝在床上的这种生活太过懒散放纵，请记得：当你生第二胎

---

1. 英国的一位明星主厨。——译者注

的时候，你就再没有这样的机会咯。那时候，你还要在大宝（那时老大应该可以到处跑了）屁股后面追着跑呀。不过，每天请尽量保证下床活动几次。适当的活动可以促进血液循环，有助于身体早日恢复，并且，让你感觉自己更像一个活人。

　　"像很多女性那样，虽然分娩不久，我还是很操劳。当卫生随访员上门探视的时候，我还担心房子是否整洁，衣服是否干净得体。现在回想起来，我当时应该尽量放松，一切顺其自然，即使是短暂地休息几天也好：就舒舒服服地窝在家里，整天穿着睡衣，享受着爱你的人对你的宠爱，其他什么事情都不要操心，现在属于特殊时期。"

乔 W

警告：婴儿睡眠安全

　　和宝宝舒服地一起躺在床上虽然听起来很美好，但大人应尽量避免这样做——尤其是躺在沙发上、靠椅上等地方。如果你已经累得筋疲力尽，那么你很容易就睡着了。关于这个话题，大家众说纷纭。实际上，很多父母无论是有意还是无意，都会和宝宝一起在大床上睡觉。但官方的建议是，为了保证宝宝的安全，请不要这样做。许多专家坚持认为，新生儿最佳的睡觉场所就是父母床边的婴儿摇篮、婴儿床，或者童床。如果你真的很想和宝宝一起睡，那么你可以采取各种方法，尽量将潜在的危险降到最低。更多详情以及其他的睡眠安全建议，请查看第五章。

何时才能出门活动

当然，并非所有的妈妈都喜欢整天穿着睡衣，窝在床上，正如海蒂 S 所说："天哪，想到陪宝宝一起上床睡觉，一待就是一整天，我真心觉得可怕。"她说道，"每天如此的话，我早就疯了。"所以，如果身体状况允许的话，只要你自己觉得舒服，也可以冲个澡，给自己梳妆打扮一下。当然，最好比平时稍微晚一点起床。

同样，新鲜空气也能起到提神的作用。只要产妇有这个体力和精力，也可以带宝宝出门，呼吸一下新鲜空气。克莱尔 F 回忆道："每天让我感到最振奋的就是：洗漱、梳妆打扮，再化点妆。这虽然听起来很简单，但在分娩后不久的那段时间里，这对我而言就是一件非常有成就感的事情。产后一周左右，我就开始每天出去散步，虽然有时只是走 10 分钟而已，但这对我和宝宝都大有好处。"然而，产后应避免激烈的运动，不宜过度辛劳，现在还不适合出门逛街，或者长途旅行。刚开始，妈妈可以用婴儿车推着宝宝，或者用婴儿亲密背巾带着宝宝，出去散散步。

"你应该做的是，根据自己的喜好，做你想做的事情，而不是做理应做的事情。如果你想整天懒散地躺着，那么你就躺着。但是，如果你的个性是喜欢下床活动，每天都打扮得美美的，那么只要这样会让你感觉更好，你就可以这样做。起初的那段日子里，每个人的应对方式都是不一样的。例如：出于某种原因，我带着刚刚才两周的宝宝，去参观伦敦水族馆。我想世界上很难再找到第二个像我这样的妈妈啦。"

露西 J

如何安排来访客人

很正常，亲朋好友都想来分享宝宝诞生的喜悦。有很多人会选择上门探望，他们主要是想看看刚出生的宝贝。对于新晋家长而言，恰当的亲朋好友，在恰当的时间登门拜访，也可以带来很多的便利。"我生完孩子后，我姐姐来我们家陪我住了一个星期。有她在我身边照顾，真是太棒了。"莫莉 F 回忆道，"我姐姐每天帮我做好一日三餐，帮我打扫房间，洗刷堆积如山的衣服，而我只需要将精力集中在照顾宝宝身上。"不幸的是，并非所有的探望都令人高兴。"我记得，当时宝宝在婴儿睡篮里已经睡着了，而我坐在旁边，看着我的两个朋友打着庆祝宝宝出生的名义，喝得醉醺醺的。"丽贝卡说道，"我心里就在想，这三个小时我本可以用来好好睡一觉。"

"如果有机会，你可以让其他的人帮你照看一下孩子，比如，帮你抱抱孩子，那么你可以抓紧时间睡一觉——即使是'怪兽婆婆'也行。刚开始，你可能舍不得放手。但请相信我，抱宝宝的新鲜感很快就会消失。"

娜塔莎 H

如果你觉得来访客人有点多，那么你还可以采取一些更强硬的措施。你如果脸皮薄，觉得不好意思开口，那么你可以让你的另一半，或者其他脸皮更厚一点的人替你说。你们可以编造一个善意的谎言，比如，"妈妈和宝宝都睡着了"，这就是一个不错的借口。或者，在门上张贴一张类似的便条，以阻挡那些不受欢迎的不速之客。

"你的态度要坚定一点。如果有人向你提议带孩子出来和亲戚聚会，但你觉得精力不济，那么就直接拒绝。如果客人来看望孩子，但却只是坐在沙发上，等着你给他们倒茶，为他们添茶倒水，自己累得团团转，或他们时间待得太久，那么不要只是暗示他们，请直接说出来。你就算表现不礼貌，你也有一个很好的借口，你可以说是荷尔蒙在捣乱。"

阿碧 M

请人帮忙带孩子

如果你们身边缺少可靠的人手帮忙，那么在经济能力可承受的情况下，你们还可以雇人帮忙带孩子。在英国，私人的产后护理护士的平均收费为每小时 10~15 英镑（你还需要额外支付中介费和其他的费用）。他们一般愿意住在雇主的家里（如有必要），长时间地工作。除了帮宝宝喂奶、换尿布，以及做一些其他照顾孩子的工作以外，他们一般还乐意为雇主清洗奶瓶、洗小孩子的衣服，以及做一些简单的家务。这样，妈妈就有时间睡觉休息，以便更好地恢复。

另外还有一种更便宜的方式，你们也可以考虑雇用"导乐"[1]。虽然导乐不具备专业的医学资格，也没有受过医学培训，但她们一般都生过孩子，拥有丰富的育儿经验，她们可以为新晋妈妈提供大量的帮助和精神支持。

"我们在产前和产后都请了一名私人助产士。产后第一个月里，她每天都来我家看望我。因为我身边没有什么亲人，我们也不知道应该如何照料孩子。有这样一个经验丰富、头脑清晰的人，在你身边帮你，确保宝宝吃好喝好穿

1.国外医学界惯常将有过生育经历、富有奉献精神和接生经验的女性称为"导乐"。——译者注

好睡好，真是太棒了。我大力推荐新晋家长雇用专业的人士来帮忙带孩子。"

思琳娜 G

产后护理服务 *

　　根据英国国家健康和临床研究所（NICE）的规定，产妇在产后 6~8 周内将能享受英国国家医保体系（NHS）所提供的产后护理服务。理论上，这意味着产后将有几名来自医疗中心的医护人员为产妇提供上门的服务。出院后几天内，将会有助产士来家里给产妇与新生儿做检查。大约过了一周后，由卫生随访员登门拜访，他们需要确保产妇恢复情况良好、宝宝喂养正常，以及其他的一些产后事项。你们家附近的健康中心也会隔几天给你打电话，预约你去中心做检查。如有需要，你也可以主动打电话预约。具体的检查时间和内容可能并不相同：根据你所居住的区域，以及个人的特殊需求，这个也存在着巨大的差异。

　　在英国出生的婴儿都有一个小红本，用于记录不同时期的检查结果。英国的卫生随访员还会关注婴儿的喂养问题，确保宝宝体重增长正常——他们会自带一个体重秤，或者指导你去最近的诊所称重（请记得，在一般情况下，新生儿出生 2~4 天后，体重往往比出生时减轻 3%~9%，但在出生后两周，体重一般就会恢复正常）。卫生随访员还会针对宝宝的健康、医疗、发育等情况给予指导。如果遇到卫生随访员也不确定的情况，那么他们会把你们转给其他的医疗机构。另外，卫生随访员还会关注产妇的心理健康。如果他们观察到妈妈在产后出现心理问题的早期征兆，也会为其提供相应的帮助。

　　"我当时觉得茫然不知所措，尤其是母乳喂养让我觉得很困难，但我不知道向谁求助，也不能确定助产士到底什么时候上门拜访——第二次预约的时候，她人都没有来。我只好去临时的社区中心体检。我主动找她预约下一次的检查，但很明显，她完全不记得了。产后第一周里，我完全手足无措，我希望助产士每天都能来看望我和孩子。"

阿莱克斯G

　　大多数的卫生随访员都受过良好的培训，富有同情心，高效且专业，他们在产后最初的几周里能给新晋妈妈提供大量的帮助。但是，仍有部分卫生随访员思想比较"老派"：缺乏同理心，给人的印象是喜欢妄加评价，特别是如果产妇本身性格就比较敏感，或者防备心有点重的话。"我对我的卫生随访员很满意，她提出的建议大部分都很实用。"莫莉F回忆道，"但我觉得她的有些建议比较片面、偏颇、循规蹈矩，她并没有考虑到每个婴儿其实是不一样的。"

　　虽然英国国家健康和临床研究所有这样的规定，但这并不表示产妇就能享受到应有的服务。令人伤心的一个事实是，大多数的社会医疗服务中心都存在人手不足的问题，工作人员经常加班加点。如果分配给你的卫生随访员非但不能帮到你，反而有点碍手碍脚，也不必过于担心。除了常规的拜访和预约以外，你平时不必和她见面。如果你真的需要找其他的人咨询一下，那么你也可以要求他们另派一位助产士。如果你觉得自己没有享受到应有的服务，也不必忍气吞声。你也可以采取主动，拿起电话，按照自己的需要，预约他们上门服务。在两次预约日期的中间，如果你需要帮助，也可以主动打电话进行咨询，或者如有必要，可预约安排卫生随访员上门服务。

新生儿筛查

助产士还会给宝宝做一项简单的医疗检查，称为"足跟刺"测试*，也被称作是 Guthrie 测试，一般在产后的一周左右，用于检查一些罕见但是很严重的疾病，如：先天性甲状腺功能减低症、囊性纤维化和镰形细胞病等。因为早期发现和诊断非常重要，护士一般从婴儿的足跟取血样并测试。孩子当时可能会哭得撕心裂肺，妈妈也可能会跟着哭，但这个测试的时间很短。检查结束后，一般给宝宝喂喂奶或者抱抱他，就能快速地让宝宝停止哭泣。

在产后前几周的某个时间，宝宝还需要进行听力检查。在英国，这个检查迅速、无痛，既可以在诊所里检查（有时候，甚至在出院之前就可以做好），也可以在家里完成。万一宝宝需要做第二次的听力检查，也不要感到过分担心：这个现象很普遍，并不一定表示宝宝的听力有什么问题。第一次的检查结果因为受到多种因素的影响，并不一定准确可靠。

新生儿的睡眠

刚出生的宝宝一天中大部分时间都在睡觉中度过。有些新晋父母简直难以相信宝宝需要睡这么长的时间，于是，他们经常跑过去检查宝宝的呼吸，确保宝宝真的是在睡觉，而不是昏迷了。刚开始，宝宝真的可以睡很长时间，而且他们每天似乎只在需要喝奶、打嗝、大便、换尿布的时候，才会醒一下，然后立马又睡着了。

不幸的是，新生儿的生物钟（确切地说，是昼夜节律）还没有形成规律。新生儿的胃容量很小，所以需要多次喝奶，这就意味着宝宝"醒来——喝奶——睡觉"的模式，在晚上仍然会继续。所以在一开始，你们就要面临养孩子最痛苦的问题：你们的睡眠总是被宝宝无情的哭声所打断。正如劳拉 K 所描述的那样："因为宝宝，我睡眠严重不足，就像在不停地倒时差：我指的可不是去度假那种倒时差！"更多关于婴儿睡眠的内容，请参见本书的第五章。

"如果你晚上根本没怎么睡，感觉自己睡眠严重不足，也请尽量放松，不要过分担忧这个问题。下载一些你喜欢看的电视节目，把宝宝放到楼下，自己放松一下。因为心情越放松，入睡就越快。"

艾米丽 D

在漫长的黑夜里，你如果需要起床给宝宝喂母乳，或者轮到你给宝宝喂配方奶，尽量朝积极乐观的方面看。"我生完第一个孩子后，断断续续的睡眠让我有一种不可思议的奇异感觉。"海蒂 S 回忆道，"半夜起来喂奶的时候，我经常起床泡一杯茶，然后舒舒服服地窝在沙发上。我想，此刻世界上只有我和宝宝还醒着。我很享受这种感觉。"与此同时，白天宝宝如果睡着了，请尽量抓紧时间补觉；或至少让自己多休息，放松一下身体那个最痛的部位。

另外，还有些刚出生的宝宝，就像珍妮的孩子那样，一开始就精神饱满，不爱睡觉。"我女儿几乎不睡觉，至少她在婴儿睡篮、婴儿床、安全座椅上都不睡，只有在车子开动的时候，她才会进入梦乡。"珍妮回忆道，"每次只要我们把她放下来睡觉，她就开始哭，于是我们只好一直把她抱在怀里，有时一抱就是 4 个小时。因为我们是按需哺乳，所以好像每隔半个小时就需要喂一次奶。我们只好轮流睡觉。一有时间就抓紧睡。"

"我女儿出生后的头几天，每天都可以睡很长的时间。我当时就在想，我女儿是世界上最漂亮、最乖、最像天使的宝宝。但没过几天，现实来临了，她开始在夜间频繁醒来。虽然现在在我的心目中，她仍旧是最美丽的宝宝，但她的存在让我无法忽视，梦想的泡沫就这样破灭了。"

乔 W

有什么方法可以让宝宝睡得更好

为什么宝宝的生物钟这么奇怪，胃容量这么小？为什么他们需要大人如此频繁地安抚？不过，在产后的前几周，即使家长干涉宝宝什么时候睡以及怎样睡，也没有太大的意义。除非你打算遵循吉娜的育儿方法，一开始就为宝宝制定严格的作息时间表，否则你现在能做的就是，遵循宝宝的需求。宝宝如果想睡觉，就让他睡；他晚上如果醒来，那么就满足他的需求，给他喂奶或者安抚。

身边经常有好心的旁观者可能会提醒你，不要给宝宝养成一些"坏习惯"，比如：摇晃宝宝入睡，或者让宝宝喝奶睡。虽然这真的会把宝宝宠出一些坏习惯，日后家长还需要费力纠正过来。但我的建议是，现阶段，家长也不必过分担心这个问题。如果你只能采用摇晃、安抚或者喂奶的方式，哄宝宝睡觉，如果这是让宝宝安稳进入梦乡的唯一方法，你也只能这样做，真的。不过，即使在产后初期，还是有方法能够帮助宝宝养成"良好的"睡眠习惯。

宝宝为什么哭

这个问题提得好，婴儿为什么总在哭？那是因为婴儿还不具备说话的能力，哭是宝宝向你表达情绪和需求的方式。有些人说，婴儿的哭声有多种多样，睿智的妈妈们可以学习识别并分辨宝宝各种哭声的差异——或许，当你未来积累了足够的育儿经验，你也会掌握这项技能。不过，一般情况下，你如果想弄清楚宝宝为什么哭闹，也只能采取排除法。如果宝宝哭不是因为饿了，那么是不是需要换尿不湿了？或许他只是累了，需要你把他放到床上睡觉？或者他想你带他出去散步，或带他去坐汽车，这样他就能快速地入睡？如果宝宝哭是因为肚子胀气，那么你可以轻柔地抚摸宝宝的后背，一般就能解决这个问题。抑或宝宝只是感到厌烦了，无聊了，这种情况下，你发现只要抱抱宝宝，就能有效地给予安抚。但是，如果宝宝一直在哭，而且还伴随着其他令人担忧的症状，那么请及时带他就诊。不过，值得一提的是，如果没有什么明显的原因，但宝宝却总是不停地哭闹，且难以安抚，那么很有可能是肠绞痛。

新生儿的特点

在父母眼里，自己的宝宝永远是最漂亮的。但是，你可能在宝宝的身上发现了一两样奇怪的新生儿特征，让你感到有点担心。哪些才属于正常的生理现象？如果你有任何的疑问，无论你感觉这个问题有多么神经质，请向你的助产士或者卫生随访员咨询，他们不会嘲笑你。

- 奇怪的脑袋。新生儿的头部多少有些椭圆形，有些甚至看上去奇形怪状，请不要感到吃惊，这是因为其头骨尚未完全固定，而且非常柔软，分娩时受产道压迫引起的，尤其是如果生产中使用了产钳等工具的话。以后，宝宝头颅骨之间的缝隙就会合起来，而头顶的囟门将会在1岁左右闭合：现在，新生儿头顶的这块区域没有骨头，只有一层比较坚硬的膜，不要随意抚摸它，只有在你最恐怖的噩梦里，才可能出现被人用手指戳破的场景。

"分娩的最后阶段，宝宝在产道里被卡了一段时间，因此他出生的时候，脑袋是锥形的，上面还有很多的瘀青。当时，宝宝的爸爸说了'多么丑的新生儿'这类的话。但我并不觉得宝宝丑，我仍旧觉得他漂亮极了。我想，我可能佩戴了一副'荷尔蒙'的有色眼镜！"

克莱儿 F

- 可怕的皮肤。有些宝宝刚出生的时候，皮肤上的红斑看起来比普通青春期的孩子还要多，请不要感到害怕。婴儿的皮肤非常敏感，皮肤看起来可能是皱巴巴的，上面还有很多的斑块和斑点。另外，鼻子和脸颊上可能还有白色的"牛奶斑"（粟粒疹），这也是很普遍的现象。如果你感到担忧，那么可以找卫生随访员确诊一下。一般而言，这些红斑和疹子都会自行消失，不需要特别处理。新生儿的皮肤看起来油油的，上面覆盖着一层胎脂，这是宝宝从妈妈肚子里面带出来的，在子宫里作为润滑的一层厚厚的脂肪。有些新生儿皮肤发黄，可能是黄疸：这是因为新生儿的肝脏还没有发育好。你的助产士应该也会注意到这点，严重的黄疸是需要治疗的。如果你感到担忧，也可以带宝宝去医院就诊。

- 胎毛太多。别担心，你生下来的并不是一个灵长目动物。宝宝身上那层毛茸茸的毛只是胎毛而已，在子宫里的时候可以保护宝宝。胎毛一般会自行脱落，但可能需要一段时间才会掉。宝宝出生时的发量有的浓密有的稀疏：有些宝宝出生时毛发很少，甚至没有头发，但有些宝宝一出生头发就特别浓密。无论是哪种情况，一个月后都很可能掉了重长，但重新长出来的头发很可能是一种完全不同的发色和发质。

"我女儿的毛太多了！她的耳朵背后甚至都长满了毛。现在她已经 11 个月大了，但身上还是有很多毛。我们都叫她猴宝宝。"

查利 C

- 肿胀的乳头和生殖器。这虽然有点奇怪，但这也是正常的生理现象。这是因为妈妈在怀孕以及分娩的过程中，母体激素残留在宝宝身体里所造成的。同样的原因，有时候，一些女宝宝的尿不湿里会出现血迹——她第一次来月经。

- 斜眼。有些新生儿的眼睛看起来是斜斜的。一般情况下，这是因为婴儿的肌肉还没有发育好，但有时候是一种视力幻觉，因为宝宝的鼻梁太塌了，所以他的眼睛看起来好像是斜斜的。无论是何种原因，这种斜眼的情况都不会持续太久（但如果斜眼的情况一直存在，那么需要带宝宝去看医生）。

"我宝宝的两只眼睛在两个完全不同的方向，这可把我吓坏了。但卫生随访员解释道，婴儿出生的时候，还不具备同时控制两只眼睛的能力，到了6周左右，一切就会正常。到了第六周的那天，果真就好了。"

拉若 S

- 胎记。婴儿皮肤上的色斑形状各不相同，有的是淡粉色的鹳咬 (stork bite)，有的是凸起的深红色的"草莓胎记"，这些都是普遍的症状。随着时间的推移，有些胎记会慢慢变淡，最后会消失不见。但出于医学的原因，或者美观的原因，有些胎记可能会带来一些问题。你的家庭医生应该能够为你提供专业的建议。

- 脐带残根。这个萎缩的黑色物体是脐带的残留物，通常一周之后就会自行脱落。它看起来可能是黑色的、肿肿的，一般都是正常的现象。但脐带如果护理不当有可能会引起发炎。因此，平时记得用清水清洁，并且把尿不湿的上面翻下来，避免与脐带发生摩擦。如果脐带变得红肿，或者发出一种难闻的味道，请及时带宝宝就诊。

"我生孩子的时候，流了很多的血和血块。但真正让我感到恐怖的还是脐带残根。这真是一个恶心的东西。后来脐带终于脱落了，我们都长长地舒了一口气。"

尼克拉 L

尽量享受这段时光

总体而言，产后头几周是一段很神奇的日子。你往后回忆起来，可能会觉得那段时光既糟糕又神奇，一半痛苦，一半快乐。不过，请不要忘记，最初的这几周时间只占据了你和你宝宝生命中很小的一部分。要珍惜每一天的时间，和孩子他爸一起，尽情地享受与家庭这名新成员的美好时光吧。孩子将会很快长大，快得简直令我们难以置信！

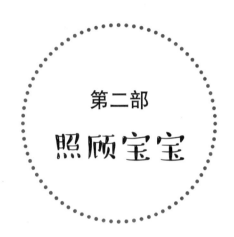

第二部

照顾宝宝

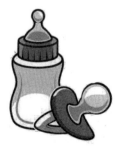

第三章

宝宝生活护理

现在家里多了一名幼小且完全依赖于你的新成员，但应怎样照顾刚出生的婴儿呢？或许很多新手妈妈都会感到手足无措。正如那句老话所说，宝宝出生时，并没有给家长提供一本"使用说明书"，确实如此。如果你以前从未照顾过婴儿，那么不知道怎么做也很正常啊。这时，一本好的育儿书，或者一名专业的医疗人员，或者某个你信任的、爱你的且具有丰富育儿经验的人，将会派上大用场（他们平时不会横加插手你的育儿方法，只有在你主动邀请的情况下，才会为你提供适当的指导）。当然，你也可以登录 YouTube 网站，上面有非常丰富的育儿指导，包括如何给宝宝换尿布，如何给宝宝穿衣服，等等，一切应有尽有。

那么我们应该怎样照料宝宝呢？首先，请尽量放松。当然，新手家长们不可能在任何时候都知道应该做什么以及怎么做。但是，你会吃惊地发现，出于母亲的本能，你就知道如何行事。而且，随着时间的推移，你的育儿技巧也会变得越来越娴熟，对自己的育儿能力也会越来越有自信。在此之前，请相信，家长的育儿技巧即使再蹩脚，也不会对宝宝造成什么永久的伤害，所以请放宽心。

"很多事情我都摸不着头脑！我完全搞不清楚应如何给宝宝穿衣服，怎样才能确保他不热也不冷。有很多事情，我只能一边做一边学，在错误中不断成长。还好，孩子们都很坚强。我的宝宝都幸存下来了！"

克莱尔 F

妈妈团调查

刚开始，你觉得什么最难？

我觉得最难的是给宝宝穿衣服。出院回家的时候，我需要给她穿上外套。我最后干脆放弃了。我无法将她小小的胳膊肘往后弯曲，穿进衣服里。

—— 简 H

如何保证她不热不冷。那时正好是 10 月，我不知道应该给她穿几件衣服。她的皮肤看起来要不是蓝蓝的，要不就冻得发紫，反正从来都不是那种正常的皮肤颜色。

—— 阿勒克斯 G

洗澡最难了。我的女儿洗澡的时候，从头到尾都在尖叫。最后，我只好随便给她冲一下，或者我和她一起洗澡。

—— 阿碧 M

我最怕给宝宝换尿布——宝宝看起来那么小、那么脆弱。每次给她换衣服、换尿不湿，我都战战兢兢。我甚至不敢离开房间，想到这个都令我害怕。

—— 艾米丽 D

> 我不明白我的双胞胎儿子为什么总是哭。我很快就发现，这完全靠猜。
>
> —— 丹妮 B

应该怎样抱宝宝

对于这个刚出生的脆弱小生命，新手妈妈可能会感到有点紧张，不知道应如何把宝宝抱起来，以及怎样正确地把他抱在怀里。新手妈妈们小心翼翼地把宝宝抱起，战战兢兢地把宝宝从一个地方抱到另一个地方，就担心万一不留神，把他压坏了，或掉到地上，或伤到他的脖子。育儿就像世界上的任何事情一样，我们需要时间才能树立起足够的自信。现在，请注意以下几点：a) 轻柔地将宝宝抱起，向你的身体靠近，抱得略紧一点，这样宝宝才会觉得更有安全感；b) 一直要扶好宝宝的头部，因为宝宝的脖子还没有足够的力量支撑脑袋。如果脑袋没有扶好，那么就会不舒服地摇晃或者耷拉在那里。(不过，偶尔为之，一般也不会造成什么伤害，不用感到特别惊慌。) 如果家长学不会传统的"摇篮"抱姿，那么也可以试着让宝宝紧靠着你的胸部竖抱，用一只手撑着宝宝的脑袋，另一只手托着他的屁股。很多宝宝都很喜欢这种抱姿，因为他们可以换一个角度观察外面的世界。

应如何给宝宝换衣服？这项技能只需多操练几次就能掌握。关键在于，把衣服穿在宝宝的身上，而不是让宝宝去穿衣服。因此，不要将宝宝的胳膊强硬弯曲，塞进衣服的袖子里。你应该做的是将袖筒卷起来，然后一只手从袖口方向穿过袖筒，牵引宝宝的手臂穿过袖筒。如果给宝宝穿套头的衣服，那么先用你的手将套头处撑开，然后再快速地套好。另外一个好主意就是，尽量给宝宝穿最简单的衣服，正如雪伦推荐的那样："尽量不给宝宝穿那些亲朋好友赠送的高档、复杂的衣服。"她说道，"一直给宝宝穿睡衣，穿脱的时候更方便。"我记得，有一天上午，我帮女儿穿上那件特别可爱也特别昂贵的两件套，因为送这件衣服的朋友今天下午要过来玩。当然，上午还没过一半，我女儿就吐奶了，衣服弄得乱七八糟。当我朋友来到我家时，我女儿早已换回了舒适的连体服。

"天哪，睡袋的按扣真麻烦。我的建议是，记得由脚往上扣。"

丽贝卡 F

怎样给宝宝换尿布

尿不湿里都有什么

如果宝宝的尿不湿重重的、脏兮兮的，那么这表示宝宝喂养得很好。因此，每次轮到你换尿不湿，多想想积极的一面。很多家长会担心宝宝的大便是否不正常，其实并没有必要。新生儿的大便不仅颜色各不相同，而且质地也是多种多样。

母乳喂养的新生宝宝，正常大便的外观呈黄色或金黄色，稠度均匀如膏状，特别软，而且不臭。排便的次数不定，通常新生儿期次数较多，每天 2~5 次，甚至每次喂奶后都要排便。有时一天会大便几次，但有时几天才大便一次，这都是正常的。而人工喂养的宝宝，大便呈淡黄色或土黄色，质地较硬，干燥成形，而且每次排便量也较多，正常每天 1~2 次，以免出现便秘。

应什么时候给宝宝换尿布

为了避免宝宝红屁股或者长尿布疹，切记不要让尿不湿变得太湿，或者太脏。所以，宝宝只要一拉大便，就立即给他换尿不湿。请相信我，如果宝宝大便了，你肯定知道——宝宝的排泄信号包括：小脸憋得通红，一副特别认真的样子，以及发出一股你绝对不会弄错的臭味。尿不湿如果变得非常重，也要及时更换。现在的一次性尿不湿的吸水性非常强，我们可以通过尿不湿的重量来判断是否需要更换。

"我真的讨厌给刚出生的宝宝换尿不湿，我老公也不喜欢，所以我们实施轮流的制度。每次需要更换尿不湿，我和我老公总是互相推脱，希望对方去换。"

克莱尔 A

拆弹行动：换尿布的注意事项

- 换尿布前，将所需的物品准备好，并放在伸手可及的地方。换尿不湿的工作需要两只手完成。事先还需要弄清楚，尿不湿哪边是前面，哪边是后面。

- 用刚才换下来的尿不湿，将宝宝屁股上最脏的地方略微擦拭一下，然后放在一个安全的地方，以防你不小心跪在上面，或者宝宝不小心把手伸进去。接着用清水和棉纱布，将宝宝的屁屁清洁干净（新生儿的皮肤十分敏感，推荐使用清水和棉纱布）。但如果你打算一开始就准备使用湿巾纸，那么请尽量选用不含香料的。

- 给女宝宝洗屁屁的时候，使用打湿的棉布从前向后清洗，这样可以防止肛门的细菌进入阴道和尿道，避免细菌感染。给男宝宝洗屁屁时，清洗男宝宝阴茎、阴囊的褶皱处，注意不要把包皮往上推。

- 使用少量的凡士林，就能预防尿布疹的发生。不过很重要的一点是，保持皮肤的干燥。如果时间允许的话，让宝宝光屁屁在空气里晾一会，然后再换上干净的尿不湿。宝宝一般都很喜欢光着屁屁，手脚开心地在空中不断挥舞。

- 这个时候要当心宝宝突然袭击，以防他再拉一泡尿。尤其你家是男宝的话。

- 换尿不湿之前及之后，记得要洗手。原因显而易见，要讲究卫生嘛。

- 将换下来的尿不湿放进密封的袋子，并尽快丢进垃圾桶里，以免它的臭味散发出来，污染整个房间。

- 无论选择哪种尿不湿，尽量挑选经济承受范围内、质量最好的那种（质量越好，那么吸水性就越强），并确保购买合适的尺寸。尿不湿如果太松，那么有可能会发生侧漏；反之，如果太紧，那么会导致皮肤擦伤。尽量利用打折活动、免费派送的试用装等方法来省钱。平时，还可以留意超市的促销活动。尽可能批量购买。

"我第一次给宝宝换尿布的时候，我真的没有料到宝宝拉尿的角度竟然如此惊人。为了避免宝宝的尿飘到你身上，技巧在于，在宝宝的小鸡鸡上放一块纱布，去吸掉部分尿液——或者，你放纱布的时候，正好他在拉尿，也可以用来挡一挡。"

阿里森 M

宝宝日常清洁

　　给新生儿清洁的工作十分烦琐，可能会令你大吃一惊。但你要知道，婴儿吐奶是非常普遍的现象，喝完奶后，宝宝总会吐出几口。而且，宝宝吐出的奶有可能会藏在难以察觉的地方。日常清洁时，一定要仔细察看，比如：宝宝耳朵的里面和耳后，下巴以及腋窝的下面。我记得，有一次，我惊恐地发现，有些滞留的奶渍竟然在我大宝的脖子下面做了个窝。很显然这个奶渍已经在那里好几天了，差不多都快发酵成奶酪了。宝宝拉的大便，也可能会出现在很多你意想不到的地方。给宝宝换尿不湿的时候，一定要认真清洁干净。否则的话，很可能会遗漏掉某些地方（提示：晚上，不要黑灯瞎火给宝宝换尿不湿）。还有很重要的另外一点，请保持宝宝脐带周遭的皮肤干净，以避免发生感染。

　　一般而言，每天给宝宝清洁一次即可。不过，有些新生儿很害怕洗澡。如果宝宝出生后的前几天，你觉得给新生儿洗澡的任务太过艰巨，那么也可以每天给他擦澡。

给宝宝擦澡：怎样给宝宝洗脸和洗屁屁

- 给宝宝清洁之前，将一切需要的物品先准备好，并放在伸手可及的地方。棉纱布、柔软的毛巾、干净的尿不湿、干净衣服、一盆温水，另外再准备一盆晾凉的开水，用来清洁宝宝的眼睛。

- 脱掉宝宝的衣服。将他放在更换垫上（在上面铺一块毛巾或纱布，以免太凉），也可以把宝宝搁在你的大腿上。用毛巾包住宝宝，给他保暖。同时，确保室内的温度适合洗澡。

- 首先给宝宝清洁眼睛。将打湿的纱布，由眼内往眼尾轻柔地擦拭。擦完一只眼睛后，可以换纱布的另一面，或浸温水后，重新擦干。

- 按照擦脸、脖子、手、屁股、生殖器的顺序给宝宝清洁，每次换洗纱布。别忘了将滞留在宝宝耳后或者腋窝的奶渍擦干净。

- 轻轻地用毛巾将水拍干。

怎样给宝宝洗澡

给宝宝洗澡的时候，很多的新晋家长都会有点手忙脚乱、战战兢兢。这很正常，因为大部分的新手父母对这项挑战都缺乏自信。更何况，很多婴儿一放入澡盆里，就吓得哇哇大哭。不过，随着育儿经验的不断丰富，你慢慢就会掌握这项技能。很快，你就能做得和专家一样棒哦。你甚至会发现，洗澡时间将会成为你和宝宝都很享受的亲子时光。

无论你是打算使用婴儿专用澡盆、水槽，还是在普通的澡盆里装配一个洗澡辅助装置，或是让宝宝和大人一起洗，最重要的一点就是，洗澡时把宝宝抱好，让宝宝觉得既安全又安心，并确保孩子的头不会掉进水里——老实说，这个说起来容易做起来难。一个全身湿答答的婴儿就像一条鱼儿一样滑，况且你还需要空出一只手，给宝宝洗澡。因此，很多家长觉得洗澡的辅助工具很实用，不过它也有缺点，这会限制宝宝的自由，让他不能随意地玩水。

"我一直觉得给宝宝洗澡特别麻烦。我们的宝宝从一出生就特别爱玩水。但是，给一个扭来扭去、湿答答的婴儿洗澡，真是一件非常棘手的事情，特别是现在她的脑袋还立不起来。我很害怕，她会从我的手里滑下来掉进泡泡里。"

莫莉 F

新手爸妈必备知识：给宝宝洗澡，开开心心，干干净净

- 宝宝不用每天洗澡。通常，一周 2~3 次就够了。不过，需要每天给宝宝擦澡，将宝宝身体的每个地方都擦拭干净。但是，如果你觉得洗澡时间已经成为宝宝睡前作息模式的一部分，那么请继续保持这个好习惯。

- 确保水温刚好合适。水温应该为"令人感到舒服的温暖"。如果你不确定，可以使用水温计，一般 37 度的水温最为适宜。先把水放好，试好水温后，再把宝宝放进去，以免烫伤宝宝。传统的做法是，用你的手肘或者手腕试水温，因为你这里的皮肤比手更敏感。洗澡的时间也很重要，不要在宝宝很饿、很累的时候给他洗澡。

- 事前花几分钟，将洗澡的物品准备好，并放在你伸手可及的位置，因为你的手一刻也不能离开宝宝（无须说的是，宝宝在洗澡的时候，大人一定要在身边看护，以保证宝贝的安全）。

- 将宝宝放进澡盆之前，先用浴巾将他包好。用清水和棉纱布，依次将眼睛、耳朵、脸和脖子洗干净。给宝宝洗头的话，不要拿掉浴巾，你的一只胳膊牢牢地抱紧宝宝，保证宝宝的头不会掉进水里。另一只手倒一点婴儿洗发水，在宝宝的头上轻柔地揉洗，然后再用清水仔细冲洗干净。

- 婴儿洗浴用品不要使用太勤，并且只限于婴儿专用洗浴用品。如果你发现

宝宝的皮肤变得太干，或者发生过敏的现象，请立即停止使用，而改用清水。

- 为了让洗澡变得更有趣，大人还可以到浴盆里，和宝宝一起洗澡。但是，请将水温调整到适合宝宝的温度。并且，让第三个人将宝宝抱给你，并抱出浴盆。不要试图抱着他，从浴盆里爬进爬出，因为万一你滑倒了，那结果将会是灾难性的。

- 准备好一条温暖柔软的毛巾。宝宝洗好澡后，立即用毛巾将他包好。轻轻地用毛巾擦干水，别忘了，褶皱处的水也要擦干。

如何处理头痂

婴儿头顶上那鱼鳞状脏兮兮的头皮痂，很可能就是"头痂"，这是一种无害且普遍的皮肤问题。至于为什么会长头痂，其实医生也感到有点迷惑不解，普遍的说法是由于皮脂腺分泌过剩所造成的——母亲怀孕后期体内雄激素过多的后遗症，导致死皮细胞不能正常地脱落，反而滞留在头皮上。这绝对和不洁的卫生习惯没有任何的关系，这也不是我们可以控制的事情。所以，如果你的宝宝有头痂的苦恼，也不要过于担心。宝宝既不会感到疼痛，也不会有任何的不适，只是看起来有点恶心罢了。

怎么处理宝宝头上的头痂

治疗头痂的方法有多种多样，但并没有哪一种绝对有效。有些妈妈说这种方法很有效，但其他妈妈却说会引起过敏反应。如果你在网上育儿论坛搜索有关头痂的信息，你将会找到十几种不同的推荐。下面，我将列举其中几种实用的方法，大家可以试试看。谨记，万一在使用的过程中出现任何的不良反应，请立即停止使用。

"我儿子头痂特别严重。后来，我们在网上购买了小蜜蜂（Burt's Bees）的杏仁油，这个治疗头痂最有效。它的缺点是婴儿睡篮上会留下油腻的污渍；其优点是能够有效地软化头痂，有助于头痂迅速脱落。而且，闻起来也很香。"

罗斯 D

宝宝头上的头痂持续几个月才能消退（有的甚至可长达好几年）。宝宝的头皮上积着一层厚厚的硬壳，有的甚至长到眉毛处。更令人痛苦的是，你费尽千辛万苦，好不容易除掉了宝宝的头痂，但它很快又重新长了出来。不过，头痂虽然看起来丑，但随着时间的推移，它会慢慢地自行消退（或等宝宝的头发长出来，看起来就不会那么触目惊心），因此家长也可以不用管它。平时带宝宝出门，给他戴一顶可爱的帽子即可。

不过，平时还是要多加留意，如果长头痂的地方出现发痒或发红的症状，或患儿烦躁不安，这可能表现发炎了，或者出现其他更严重的皮肤病如湿疹等。这种情况下，应带宝宝去医院做进一步的治疗。

"我儿子头上的头痂真的很可怕，整个脑袋都长满了，甚至连眉毛里都有。大家给了我很多建议，从杏仁油到凡士林，各种方法都有。但我在网上看过一些评价后，又不确定到底该用哪一种。后来，卫生随访员给宝宝开了一种叫作'Epiderm'的护肤膏，这个太神奇了。洗澡前，我把它涂抹在宝宝头皮上，用梳子梳，然后冲洗掉。洗澡后，再用齿软而钝的婴儿专用梳子轻轻地梳一梳，头痂就自然脱落。经过两三次的治疗，头痂就不见了。"

玛丽安娜 O

怎样处理头痂

- 涂抹大量的润肤剂。让药店推荐一款或找医生开。有人说普通的凡士林就十分有用（但凡士林不易清洗。）

- 使用专门治理头痂的医用洗发水，比如德国的丹丁诺（Dentinox）。

- 在头痂上涂抹一点杏仁油，浸泡一个晚上后，再用少量的婴儿洗发水，将残留在头皮的杏仁油冲洗干净。还可以使用菜籽油、椰子油，或者普通的婴儿油代替。官方建议，应避免使用坚果类的油，以防宝宝出现过敏。

- 我们老一辈的做法就是，在小苏打里加点水，涂抹在头皮上，浸泡 10 分钟后再洗掉。

- 使用上述方法，等头痂变得松软后，再选用齿软的细梳，小心地将松软的头痂除掉。

贴士

上面所列举的办法需要多次使用，才能将头痂除掉。而且，除非头痂已经很松了，请千万忍住将它揭掉的冲动，因为这有可能导致宝宝的头皮红肿，甚至发炎。

怎样给宝宝剪指甲

定期给宝宝剪指甲，以防宝宝不小心抓伤自己的小脸以及抱他或给他喂奶的人。宝宝还太小，他不懂事嘛。但是，给这么一个幼小的婴儿剪指甲，又会让很多的新晋家长感到胆战心惊。

首先准备一些合适的工具：买一个婴儿专用指甲剪或者指甲钳（根据个人喜好），再选一个合适的时机。大多数的父母推荐，最好等到宝宝喝奶或睡熟（则更好）的时候。指甲不要剪得太深，并且，不要相信老一套的做法：用牙齿将宝宝的指甲咬掉或者啃掉——因为一不小心就会扯下其他的部分，很容易伤到宝宝。

"我记得我第一次给宝宝剪指甲，一不小心剪到了宝宝的手指，都流血了。我当时难过极了。正好我妈妈来我家，发现我正在自责地哭泣。她把我臭骂了一顿，说我是世界上最糟糕的母亲。还好，我以后再也没有剪伤过宝宝的手。"

乔 W

安抚奶嘴和其他安抚物品

有些宝宝动不动就哭、发脾气，并且很难安抚。他们喜欢长时间地吸吮妈妈的乳房，因为吸吮的动作会让他们感觉很舒适。如果妈妈不愿意一直用自己的身体来抚慰宝宝，想寻找另外一个替代品的话，那么婴儿安抚奶嘴（也称为安抚物品）就非常有效。

虽然大家对安抚奶嘴持有很多负面的看法，有些家长甚至不惜一切代价，也要避免宝宝使用安抚奶嘴；还有些家长使用安抚奶嘴后，觉得内疚不已。但毫无疑问的是，安抚奶嘴真的能够让家长的生活变得更轻松。

安抚奶嘴确实存在一些潜在的缺点，例如：语言治疗师不推荐宝宝使用安抚奶嘴，他们认为，如果让婴儿过多地吸吮安抚奶嘴，那么宝宝就没有足够机会用嘴巴模仿发声，练习如何开口说话，这一点对于孩子的语言发展能力是非常重要的；另外，有些牙医警告说，安抚奶嘴使用太频繁，或者使用时间过长的话，有可能会影响宝宝牙齿的排列。

不过，我们刚才谈到的两种情况，都是滥用安抚奶嘴所导致的。如果合理地使用安抚奶嘴的话（正如下文所介绍），则不会造成任何问题（除了可能会遭到某些势利妈妈的鄙视。或者，你半夜三更有可能被宝宝吵醒，因为他找不到安抚奶嘴，需要你帮他找）。其实，如果你打算让宝宝使用安抚奶嘴，那么最大的弊端在于，将来你必须要帮宝宝戒掉。当然，你也可以这样想：船到桥头自然直嘛。

　　"如果没有安抚奶嘴，我根本撑不过宝宝刚出生的那段时间。没有妈妈希望自己的宝宝使用安抚奶嘴，我们都希望自己的宝宝聪明绝顶，绝对不需要这么'庸俗'的东西，但有些宝宝就是喜欢吸吮。你愿意选择使用安抚奶嘴，还是一天24小时，宝宝都将你的乳房含在嘴里？反正我知道我的选择是什么。"

海蒂 S

安抚物品：怎样合理地使用安抚奶嘴

- 在母乳喂养模式建立起来之前，请避免给宝宝使用安抚奶嘴。婴儿需要一个月，甚至更长的时间，才能熟练地掌握吸吮乳房的技巧，而过早使用奶嘴，有可能会阻碍宝宝的学习。

- 一开始，就应限制安抚奶嘴的使用时间。只在宝宝有吸吮需要，比如需要被安抚的时候，或者帮助他平静下来入睡的时候，才让他使用安抚奶嘴。其他的时间，请把安抚奶嘴收纳好。不要在宝宝没有需要的时候也给他使用安抚奶嘴。

- 在宝宝一岁之前，请帮助他戒掉安抚奶嘴。你越早开始帮助宝宝戒掉，他就越容易戒掉。大部分家长推荐"立马断绝"的方法，而改用其他的安抚物品来转移宝宝的注意力。这个过程很可能并没有你想象中的那么痛苦（或者你可以让宝宝继续使用，等到他月龄再大一点，能够听得懂道理的时候，再帮他戒掉——或者他自行就不用了。在现阶段，只要合理限制安抚奶嘴的使用时间，也不会给宝宝带来任何害处）。

- 每次使用安抚奶嘴后，请及时将其清洁消毒并收纳好。另外，还要准备几个备用，以免安抚奶嘴掉到了地上（切记，将掉在地上的奶嘴，用你的嘴巴吸一吸清洁，反而会让它变得更脏）。请及时更换裂开或者损坏了的奶嘴，因为这会增加细菌滋生的风险。

- 请选用牙科医生推荐的安抚奶嘴，如果这样做能够让你更安心的话。其实，只要宝宝合理地使用安抚奶嘴，将来也不会出现任何牙齿问题。切记，绝对不要将安抚奶嘴浸泡在甜甜的食物里，因为这会增加孩子患龋齿的风险。

- 如果你想按照婴儿猝死综合征研究基金会的推荐，打算晚上给宝宝使用安抚奶嘴，那么请记得你需要每晚坚持给宝宝使用。如果你不想或不能在晚上给宝宝使用安抚奶嘴，只要你遵循所有其他的睡眠安全建议，那么也没有必要担心。

- 有些宝宝一点也不喜欢使用安抚奶嘴，无论家长如何引诱，他们就是不感兴趣。没办法啊，这就是人生。不过，至少你不需要担心将来怎样才能帮助他戒掉奶嘴。

"我有一些朋友坚决反对使用安抚奶嘴，但是，我给我的两个宝宝都使用了安抚奶嘴，主要是在晚上给他们使用。安抚奶嘴很快就能让宝宝安静下来，进入梦乡。我不明白一件简单的事情干吗搞得这么复杂。我的女儿是在 6 个月的时候戒掉的，她很快就移情别恋，爱上了一个柔软的玩具，把它咬得死去活来。但我的儿子到了 18 个月才戒掉，主要是因为那个时候，我就如同一具行尸走肉一般。为了能让生活更容易一些，我愿意做任何事情。"

阿勒克斯 G

吸吮大拇指、手指和毯子

如果宝宝喜欢吸吮自己的大拇指、手指，依恋某个脏兮兮的毯子，或某个特定的柔软玩具，家长也不用着急，这很正常。实际上，这还是一件好事，因为这能减轻你的压力，你不需要想其他各种的办法来安抚他。但是，有些妈妈担心将来这些"安抚习惯"可能会带来一些其他的问题，比如：进入童年期后，孩子可能会长龅牙，或者对某个"移情物品"有一种永远的迷恋（心理学家声称，孩子们把对妈妈的部分依恋转移到某个特定的物品上）。将来，这些习惯可能会让他在操场上受到其他小朋友的嘲笑。

不过，在现阶段，家长真的没有必要担心这些安抚习惯。如果宝宝想吸吮大拇指，就让他吃；如果他想要抱小毯子，就让他抱，只要他有这样的需求。不过，就像安抚奶嘴一样，在宝宝没有这个需求的时候，就把这些安抚物品收纳好。真正会让你苦恼的可能是，万一这个安抚物有一天找不到了，你到哪里去给他找一模一样的替代品，以及怎样才能定期地将这个脏兮兮的东西放进洗衣机里清洗一下（如果到了宝宝申请上托儿所的时候，这种强烈的迷恋仍旧存在，那么家长需要采取一些柔和的方法，慢慢帮孩子戒掉。但实际上，只要你不强迫他，他自己就会慢慢地戒掉）。

"我们在睡前会给女儿一小块多孔毯子。她将毯子放到自己的脸上，发出非常满足的叹息声，然后立马就睡着了，屡试不爽。现在她大一点了，那块毯子的边缘都磨坏了，但她还是很喜欢抱着这个旧毯子睡觉。"

劳伦 B

第四章

宝宝喂养知识

　　婴儿喂养问题是妈妈首要关心的任务，每个妈妈都希望自己的孩子吃好喝好。尤其是在宝宝出生后的前几周里，甚至前几个月里，宝宝的喂养问题有可能会成为新手妈妈所面临的其中一个最重要的挑战。刚开始担心母乳是否充足，到后面可能出现乳腺炎等问题。相对而言，配方奶喂养就要轻松得多，但这也不是简单明了的科学。而且，当你费尽了千辛万苦，终于熟练地掌握喂奶的各项知识和技巧，你又需要开始考虑应如何给宝宝断奶、添加辅食等。那时，又有一大堆的问题等着你。现在关于辅食的建议也是五花八门，可能会让很多新手妈妈感到手足无措。但有一件事是肯定的：其实，这些问题只需要一点点的时间，再加上一点点的经验，都能迎刃而解。不知不觉中，你俨然已经成为一名"喂奶专家"，而你的宝宝也已经变成了一名"喝奶高手"。虽然这些都是说起来容易做起来难，但日后当你回想起这段充满焦虑的生活，你可能会发现，其实这些担忧都是庸人自扰而已。

　　"我记得当时为了母乳喂养的问题，我都快要绝望了。现在回想起来，当时真的没有必要给自己那么大的压力。现在孩子们一个个都长大了，想起那时候的担忧，既让我感到好笑，又觉得完全没有必要。顺便提一下，那个母乳喂养最让我操心的孩子，喝的母乳反而最多。"

丽贝卡 F

如何判断母乳是否充足

如果你是母乳喂养，那么你有可能担心自己的母乳是否充足。在早期喂养的时候，宝宝吃奶的次数非常频繁，而且每次吃奶的时间都特别长，这不免让很多新手妈妈怀疑自己的母乳是否不够宝宝吃。如果宝宝摄入了足够的母乳，那他为什么总是一副饥肠辘辘的样子？

其实，不止你一个人有这样的担心，很多母乳喂养的妈妈都觉得自己把孩子饿坏了。母乳喂养不像喂奶粉，可以知道宝宝吃了多少。而且一般而言，吃母乳的孩子比吃奶粉的孩子体重增长更慢一些，平均体重更轻一点。每次在妇幼保健所给宝宝称体重，母乳喂养宝宝的生长曲线图似乎总不如其他的宝宝增长得快，这无疑让新手妈妈感到更加焦虑。

普遍的观点是，所有的妈妈都能分泌充足的母乳，满足自己孩子的需求（但从某些个案来看，有很多妈妈都坚信自己的母乳不够宝宝吃）。据说，为了保证母乳分泌充足，关键在于，乳母在最开始的那几个月应按需哺乳，喝奶的次数和时间都没有限制。只要宝宝想喝奶，就给他喂奶；无论他想吃多久，都可以。因此，在母乳的供求关系还没有稳定之前，妈妈需要花费大量时间精力给宝宝喂奶，这不仅对妈妈的体力是一种挑战，而且对妈妈的心理也是一种考验。如果妈妈担心母乳不够，那么请抓住一切机会给宝宝喂奶，或把奶挤出来。有时这可能意味着，如果宝宝睡的时间太久，比如超过了 3~4 个小时，那么你需要把他叫醒喝奶。但也有人说，不要叫醒还在睡梦中的宝宝。

另外一个喂奶的方法是，乳母不穿衣服和宝宝一起睡觉，最好母婴同床一整天或两天。同样，你可能会发现，葫芦巴胶囊也是一个不错的催奶方法，据说可以促进母乳的分泌（但是，它的味道非常刺鼻，会让妈妈的尿液和汗液都发出一种浓烈的咖喱臭味），你可以在保健食品店购买。另外，请记得重要的一点：如果你像我一样，并不具备天赋异禀的乳房，也不要担心，因为乳房小并不会影响母乳的分泌。任何尺寸、形状的乳房应该都能够满足这个功能。

纯配方奶喂养，或者适当添加配方奶作为补充，反而会减少母乳的分泌。如果你决意全母乳喂养，那么应避免给宝宝添加配方奶。除非有专业的医护人员对你孩子的健康深感担忧，并强烈建议你添加配方奶。不过，万一母乳确实分泌不足，你迫于无奈需要给宝宝添加配方奶，也不要感到灰心。你在后期还是可以通过让宝宝勤吸、多挤奶，以及增加母子肌肤相亲等各种方法，来提高母乳的产量。另外，还可以选择混合喂养，也就是母乳和奶粉混合喂养。

我知道，这说起来容易做起来难，但请尽量放松，不要过分担心你的母乳是否充沛，是否能满足孩子的需求。大多数有这方面担心的妈妈，其实母乳量都还不错。如果妈妈对宝宝的生长发育真的有所担忧，那么可以寻求专业的帮助，为宝宝称体重。如果母乳分泌量确实不足，那么请遵循医疗专业人士的建议，但与此同时，不要对宝宝每一次喝奶量，以及每一次宝宝体重的增长或减少，而斤斤计较、耿耿于怀。妈妈只要给宝宝定期喂奶，宝宝的重量也在逐步地增加，而且每天都需要更换好几次尿不湿（一般而言，平均24 小时至少更换 6 次以上重重的尿片；大便每隔一天至少一次），就没有什么好担心的。

"山姆刚开始的时候，每次喝奶的速度都很快，10 分钟就喝完，但根据有些育儿书的建议，每次喂奶的时间应该需要 40 分钟，乃至更长的时间。这让我不禁怀疑，宝宝是否没有摄入足够的母乳。但我现在已经明白，只要宝宝的体重增长正常，那么一切就没问题。母乳喂养的妈妈需要给自己松松绑，不要时时刻刻都在担心宝宝这次到底喝了多少奶。"

艾玛 H

哺乳期内的妈妈应该怎样照顾自己

母乳喂养的妈妈应该吃什么、喝什么，或者饮食上有哪些忌讳呢？在哺乳期内的妈妈都会有这样的担心，怕自己吃了对宝宝不好的东西。如果你也有类似的担忧，那么接下来，我们一起来看看哺乳期的妈妈有哪些基本的膳食准则。

健康饮食

关于这一点，还存在很多的争议。有些专家说，哺乳期的妈妈即使没有保持健康的饮食，身体仍旧会分泌乳汁。但另外还有一些专家说，哺乳期的新妈妈需合理安排膳食，以提高乳汁的质量，尽快恢复身体。一般而言，哺乳的妈妈每天应"多摄入额外的 400 卡路里"。不过，多数的妈妈都常常觉得饥肠辘辘，主动进食以补充身体所需要的能量（但也有一些例外）。无论是何种情况，合理地安排饮食，保证均衡的营养素供给，为哺乳提供充足的能量和精力，这样做还是有一定的道理。

充足饮水

哺乳期内的妈妈经常觉得很渴，因为身体内的水分优先被用于分泌乳汁。

水、牛奶和果汁都是最健康的选择。

鱼类

根据专家的建议，妈妈应控制脂肪含量高的鱼类的摄入量，比如三文鱼、鳟鱼和新鲜的金枪鱼，一周最多吃几次，因为这些鱼类可能含有污染的物质。最好避免吃鲨鱼、青枪鱼、旗鱼等鱼类，因为它们的含汞量太高。

导致宝宝肠绞痛的食物

有些食物据说是导致宝宝肠绞痛的罪魁祸首，比如：大白菜、西蓝花、洋葱等气味强烈的蔬菜；含有咖啡因、小麦等成分的食物；柑橘类的水果；奶制品；任何辛辣的食物等等。如果宝宝出现肠绞痛的症状，请依次停止食用这些食品，试试看是否有用。但是，你在和医生确诊之前，请不要妄自断掉某一大类食物的摄入。

坚果

过去，大家一般认为在哺乳期，妈妈应避免食用花生或其他各种坚果，以免宝宝出现过敏反应——特别是如果妈妈有家族过敏史的话。但最新的科学发现改变了医生的这种观点。现在官方的说法是，哺乳期的妈妈，无论家庭是否有过敏史，都可以食用各种坚果。

咖啡因

虽然并没有证据显示，哺乳期的妈妈摄入大量的咖啡因，一定会给宝宝带来问题，但有些妈妈注意到，咖啡因和婴儿出现肠绞痛以及烦躁不安确实存在着密切的联系。还有一些妈妈说，当她们避免食用茶、咖啡和可乐等含咖啡因的食物时，宝宝的睡眠变得更好。

酒精

　　这个话题虽然令人厌烦，但却是一个千真万确的事实：酒精会通过妈妈的身体进入母乳。虽然有人可能觉得这个建议很吸引人：这正好可以改善宝宝的睡眠呀。但事实恰好相反，这反而会让宝宝更加烦躁不安。在哺乳期内，妈妈应严格控制酒精的摄入。而且，饮酒还可能会让你的奶水散发一股奇怪的味道。当然，妈妈们偶尔还是可以享受饮酒的嗜好，这有助于妈妈放松心情，可以促进母乳的产量，尤其是如果时机掌握好的话，每次喝酒后将奶挤掉，这样，在下次喂奶之前，你还有几个小时的时间，让酒精从体内完全代谢出去（一单位的酒精需要一个小时代谢。一旦你的身体将酒精排泄出去，那么乳汁里就不再含有酒精）。如果你掌握了挤奶的技巧，并且你出门后，家里还有另一个可信任的成年人帮你照看宝宝的话，那么偶尔你想喝酒，还是可以去酒吧放松一下。但是，你需要提前做好准备，比如在冰箱里储存好几顿奶，或者如有必要，"把奶挤掉后再倒掉"。从积极的方面来看，妈妈出去放松心情以后，可能会觉得带小孩更加得心应手。

　　"我喜欢少量地喝点酒。晚上，坐在电视机旁，再配一杯红酒，我才有精力应付整晚都黏在我怀里的小孩。但我从来没有喝醉过，主要是因为我现在严重缺乏睡眠，实在受不了宿醉过后的头痛。等到我终于能确定孩子可以睡整晚觉了，而我再也不用晚上起来喂奶了，那时我才会重拾过去的喝酒习惯。"

丽贝卡 F

继续服用保健品：维生素真的那么重要吗

官方的建议是什么？

英国卫生部建议，母乳喂养的妈妈，每天应补充 10mcg 的维生素 D，以提高宝宝早期体内的钙储量，因为这对孩子骨骼和牙齿的生长发育有至关重要的作用。官方指导上还说，母乳喂养的宝宝，在出生 6 个月后，每天应补充额外的维生素 D 剂（还包括维生素 A 和维生素 C）。如果妈妈在怀孕期间，体内的钙含量水平比较低的话，那么宝宝应在出生 1 个月后，就开始补充维生素 D。如果宝宝是喝配方奶，因为配方奶里面已经添加了这些维生素，所以只要宝宝每日的喝奶量能够达到 500 毫升（16 盎司），那么宝宝就无须额外补充维生素，否则的话也需要。理论上说，所有的孩子都应该服用维生素 D 剂，直到 5 岁为止。

为什么有这样的建议？

专家们越来越担忧，英国有很多小孩（以及成年人）没有摄入足够的维生素，尤其是维生素 D，因为我们只能从食物里，比如脂肪含量高的鱼、加强麦片、奶制品、鸡蛋等，获取少量的维生素 D。我们主要还是需要通过直接接触夏日的阳光才能补钙。在英国的某些地区，甚至出现了佝偻病的案例。佝偻病是一种维生素 D 缺乏所导致的可怕疾病，严重的话会导致骨骼软化。当然，并非所有的妈妈和宝宝都会缺乏维生素 D，但某些深色皮肤的人群，以及出于某种文化习惯喜欢包裹得严严实实的人最容易缺钙。另外还有一个原因，北方的居民在冬天得不到足够的日晒。因此，官方这种"一概而论"的建议只是为了确保每个人的身体都是健健康康的。

我应该怎么做？

如果你怀孕的时候一直在吃维生素片，那么你可以继续服用产前补充剂，或你还可以购买专门适合哺乳期妈妈的维生素。并且，你应向药店咨询，宝宝每日应服用多少剂量。推荐购买自营的品牌，可以节约成本。英国的生育联合会还为低收入家庭的妈妈和宝宝免费提供维生素，他们一般在诊所或者全科医生那里发放。有些地区还为那些没有资格享受这一福利的妈妈提供价格便宜的维生素。因此，最好向卫生随访员咨询一下相关信息。

如果我们不服用维生素补充剂，真的会有问题吗？

如果你确信你和宝宝能够在户外得到足够的日晒，足以帮你们撑过那些没有阳光的日子，而且，你（你的宝宝，如果他开始断奶了）每日摄入种类齐全的均衡饮食，那么即使不服用补充剂，也不会有什么问题。

但是，日晒没有危险吗？

癌症专家警告道，不要让宝宝直接在太阳下暴晒，这点依旧很重要。英国癌症研究机构的网站上有更多的相关详情。

在公共场合喂奶

母乳喂养的一大缺点是，妈妈们有时需要在公共场合喂奶，甚至在某些完全陌生的人面前裸露自己的乳房喂奶。虽然有很多妈妈觉得很自豪，并不会有这方面的困扰，但很多妈妈仍觉得很难为情，或担心其他人会对此抱怨。如果你觉得在其他人面前喂奶很尴尬，可以起身去另一个房间喂奶，不要觉得不好意思。如果在外面的话，可找一个安静的角落，还可以用一块纱布或者披肩遮挡一下，这会让你更有安全感（妈妈们可以购买专门为公共喂奶所设计的哺乳服）。但如果你过于刻意的话，反而会更加引人注目。实际上，大多数的妈妈说，只要多练习几次，哺乳时穿一件宽松的套衫，或一件前面开口的上衣，或者易脱卸的内衣，就可以熟练地在外面给宝宝喂奶，而不被人察觉。"刚开始，我特别担心在公共场所喂奶，但最后这根本不是什么问题。"卡洛琳那说道，"我的注意力完全放在宝宝吃奶上，根本不会在意别人的看法。"

贴士

请记得，法律上并没有哪一条规定，禁止妈妈在公共场合喂奶。如果你受到商家的拦阻，你完全有权利找他们的管理层好好理论一番。

"刚开始，我觉得在外面喂奶很可怕，好像每个人都在对我们侧目而视。我听过很多女性被人请到厕所去喂奶的故事，谢天谢地，我从来没有遇过类似的情况。我一般使用一张毯子遮盖，等宝宝睡着后，我把东西收拾好，再把毯子揭下来，露出熟睡的宝宝。旁边的人看见了，只是以为我把宝宝遮盖起来哄她睡觉。"

瑞秋 G

哺乳疼痛应该怎么办

在早期，妈妈哺乳时感到疼痛或者不适是正常的，因为宝宝还在学习如何正确地含住乳房，而且妈妈的乳头还不适应被一个饥饿的宝宝这么频繁地、长时间地吸吮。但如果疼痛感一直持续存在，或情况好转后又开始复发的话，那么这可能表示还存在其他的问题。在下文，我将介绍导致哺乳疼痛最常见的一些原因。

"我的乳头变得干裂、红肿、疼痛不已。有人给我提供了两条建议，就神奇般地解决了我的问题。a）喂奶后，让乳房在外面自然晾干，不要把湿湿的乳房直接盖起来（提示：喂奶后，妈妈们可以不穿衣服在屋里多逛逛）；b）宝宝喝奶结束后，挤一两滴母乳，涂抹在乳头上。不知道到底是什么原因，但这两种方法结合起来，就比任何昂贵的护乳霜都更加有效。"

克莱尔 F

专家建议（虽然这听起来好像一种可怕的折磨），妈妈们应该披荆斩棘，尽可能地继续给宝宝喂奶，因为感染或者流血的乳房所分泌的乳汁并不会对宝宝造成危害（不过，奶水的味道可能有点奇怪，让宝宝有点抗拒）。如果是乳腺堵塞或乳腺炎，那么将乳汁排泄干净，反而有助于缓解病情。当然，如果暂停喂奶或减少喂奶的次数，那么这肯定对母乳的产量有一定的影响。为了缓解疼痛，哺乳的妈妈也可以将奶挤出来。另外，穿戴舒适合身且不要过于紧身的内衣，也可以有效地缓解不适。

并且，应禁止或限制宝宝非营养性的吸吮，这也是一个好主意。如果宝宝已经喝好一侧母乳，但仍在不停地吸吮，那么打断他。如果宝宝属于那种特别喜欢吸吮的孩子，他在被人打断后可能会变得十分闹腾，那么你可以给他一根干净的手指，或安抚奶嘴来吸吮。但专家建议，在建立母乳喂养模式之前，请不要过早地给宝宝使用安抚奶嘴。

万一母乳喂养中遇到的问题真的是无法克服，妈妈们最后只好给宝宝喝配方奶，也不要感到内疚（也不要让别人令你感到内疚）。任何跟疼得钻心的乳腺炎，或宝宝舌系带过短等问题斗争过的妈妈，都是勇敢的女性。我们首先要明白怎样才是对宝宝最好的，所谓最适合宝宝的方式并不一定适合你。宝宝更需要的是一个开开心心的妈妈，而不是一个饱受疼痛、筋疲力尽的妈妈。

肿痛、干裂或流血的乳头

通常的说法是，这是由于错误的含乳方式所造成的，但有很多妈妈都怀疑，是否还存在着其他一些潜在问题。"我不相信乳头肿胀疼痛，只是因为喂奶姿势不对。我觉得，喂奶次数这么频繁，这是迟早会发生的事情。"丽贝卡 F 说道。我同意她的这个观点。我确信，我的喂奶方式没有任何问题，但我的两侧乳头都被摩擦出两条鲜红的伤口，让我有一段时间每次喂奶都疼得咬牙切齿。但是，如果你不确定的话，那么还是有必要检查一下含乳方式是否正确，或者找一名专业人士，如医疗人员、哺乳咨询师帮你检查一下。如果妈妈们一直使用的是传统的摇篮式喂奶姿势，那么还可以试试"橄榄球"式，效果可能会更好一点。同时，还可以试试在患处大量地涂抹护乳霜。其中，兰思洛羊毛脂乳头保护霜是一款人气最高的护乳霜，它属于有机产品，因此喂奶之前也无须擦掉。还有些妈妈说，母乳具有杀菌的作用。喂奶后，你可以在乳头上轻柔地涂抹一点母乳。应尽可能地保持乳房干燥，这是一种非常有效的预防和治疗方法。请购买吸水性好的乳垫，并及时更换。偶尔，也让你的乳房透透气（不过，开门前别忘了把乳房遮盖好）。有些妈妈极力推荐乳头保护罩，觉得这真的是她们的一大救星，但有些妈妈却说宝宝对此很反感。

"最后，我的乳房变得皲裂，都流血了。我的助产士和卫生随访员给我提供了大量帮助。我后来购买了一个挤奶器和储藏奶瓶，把奶挤出来喂，让我的乳房能够休息一两天。我还发现，躺下来喂奶，更方便宝宝正确地掌握含乳的技巧，我的乳头也不会那么痛。于是，我就一直躺着喂奶，直到宝宝月龄大一点为止。不过，我坚持哺乳了 9 个月。"

妮克拉 L

乳腺堵塞

乳腺堵塞可以引起乳汁淤积，出现乳房肿块，有时乳房上的皮肤也会变得红肿。轻微的乳腺堵塞可能过几天就能自行好转。在喂奶期间，或泡热水澡和冲热水澡的时候，轻柔地按摩乳房，有助于缓解这个问题。平时应仔细观察，如果情况有所恶化，应及时去医院治疗，因为乳腺堵塞有可能会导致乳腺炎。

乳腺炎

乳汁淤积伴发细菌感染而发病，呈急性炎症表现，红肿热痛，寒战高热。有时候，乳腺炎会自行康复，但有些情况却需要使用抗生素进行治疗。如果你患有乳腺炎的话，请及时去医院。同时，布洛芬能够帮助患者缓解疼痛，减轻炎症。有时，乳腺炎会反复发作，如果没有得到及时治疗，可能会引发乳腺脓肿，因此请及时去医院就诊。

"我得了乳腺炎，乳房又红又痛，并出现寒战高热。后来，我才明白这是乳腺炎，立刻去医院就诊，服用了抗生素后，很快就治好了。那些所谓的'大白菜叶子冷敷'的偏方根本没有用。"

丽贝卡 F

鹅口疮

鹅口疮是一种真菌感染，在宝宝的口腔黏膜表面形成白色斑膜，有时妈妈的乳房也会被传染。如果你由于某种原因正在服用抗生素，或你的乳头肿痛、干裂，那么你受到感染的概率则会更大。乳头可能会变得非常痒且痛，极其敏感。有时候，鹅口疮还会导致妈妈的乳房以及宝宝的口腔产生剧烈的疼痛，致使哺乳困难。但有时，也可能什么症状都没有，这种情况就很难诊断。妈妈和宝宝需要同时进行治疗，妈妈需要使用抗菌霜或杀菌药，而宝宝口腔需要涂抹一种抗菌胶，以确保将来不会再反复发作。

结舌

如果你哺乳时疼得特别厉害，而且宝宝怎么也掌握不了含乳的要领，那么应该让助产人员或医生来检查一下，宝宝的舌系带（在舌和口底之间的一薄条状组织）是否过短，俗称"结舌"或"大舌头"，这真的会导致哺乳出现问题。有些医生倾向于"再观察观察"的治疗方法，但其实，一个简单的小手术就能立马解决这个问题。

哺乳遇到问题时，应寻求帮助

不要咬着牙硬撑——如果哺乳遇到问题,应及时寻求帮助。有很多妈妈说，她们克服了母乳喂养中所遇到的种种困难，就是因为她们找对了人帮忙，她们得到了很多外部的帮助和支持。虽然你可以向卫生随访员求助，不过他们一般都非常忙。在英国，其实有更多的慈善机构，能为新手妈妈提供母乳喂养的支持和帮助，比如英国的 NCT、国际母乳协会、母乳喂养妈妈协会，以及卫生部等*。在他们的网站上，你可以找到更多的相关信息。如果你想获得母乳喂养的实际指导，那么还可以咨询当地的母乳喂养咨询师（上文所提及的三个慈善机构都能提供这项服务），或者还可以察看一下你所居住的地区是否有相关的哺乳诊所或课程*。

但请明白这一点，并非所有的哺乳慈善机构都很有用，就像露西所经历的那样。"我参加的母乳喂养课程就是垃圾。里面有 15 个哭兮兮的女人，她们坐在硬邦邦的、没有靠背的凳子上，费力地将乳房塞进哭闹的婴儿嘴里。"她回忆道，"我当时患的是乳腺炎，因此需要靠椅才能喂奶。而且，他们禁止我的丈夫入内，于是，这个可怜的家伙只好坐在车子里等我。"如果你和露西一样，对你的互助小组感到很失望，那么你还可以再试试另外一家慈善机构。

"母乳喂养真的、真的非常难，这可能是我有生以来遇过的最困难的事情。我觉得，在英国，妈妈们并没有得到应有的支持。大家都过分强调'母乳最棒'这类话题，但却没有给妈妈提供足够、实际有用且不带偏见的育儿建议。"

查理C

挤奶必备知识

有时候，哺乳的妈妈可能需要将母乳挤出来，用奶瓶喂宝宝，比如：让乳房有足够的休息时间；或者你需要去某个地方，做什么事情，但又不方便带宝宝一起去；或仅仅是因为你的老公也想参与喂奶；或你受够了母乳喂养，而决定改用配方奶。事实上，这真的、真的是一个非常不错的主意——即使你现在是纯母乳喂养，而且也非常满意现在的安排——但你想想以后，特别是当你需要重返工作岗位的时候，你还是需要让宝宝用奶瓶，那么在早期让宝宝适应一下奶瓶也不错啊。

"我强力推荐，一旦建立了有规律的喂养模式，就可以把母乳挤出来，用奶瓶喂。我当时觉得这样做没有意义，因为宝宝可以直接喝母乳，干吗还要麻烦把奶挤出来。但就因为我当时没有坚持给宝宝尝试奶瓶，现在宝宝拒绝母乳以外的任何喂养方式。这就意味着，9个月以来，每晚都是我带着宝宝睡觉，一个晚上都脱不开身。我真希望，在宝宝小一点的时候，我那时试试奶瓶就好了。"

露西 R

这会不会引起"乳头混淆"

如果你现在是纯母乳喂养，并且打算长期坚持下去，那么你可能会担心，使用奶瓶喂母乳（或者配方奶，如果愿意的话），会影响宝宝喝母乳。确实，有些宝宝真的出现"乳头混淆"的问题。换言之，宝宝觉得用奶嘴喝奶更省力，而不愿吸吮母乳。不过，大多数的宝宝都比我们想象中要更灵活，他们很开心在奶嘴和母乳之间自如转换。"我们偶尔会把母乳挤出来用奶瓶喂，因为我们想让宝宝习惯用奶瓶。"克莱尔 F 说道，"如果想成功的话，你需要持之以恒以及坚忍不拔的毅力。前两周的时候特别艰难，但一旦成功后，我们就再也没有反复过。宝宝也不存在'乳头混淆'的问题。每次宝宝有机会喝母乳，他就开开心心地吸吮我的乳汁。"

如果你打算给宝宝用奶瓶，而不是直接喝母乳，那么请遵循这条原则：最好从宝宝出生后 4~6 周起，等宝宝已经掌握吸吮母亲乳头的要领后，才开始试着让宝宝接触奶瓶。同样的道理，也不要晚于这个时间。因为普遍的观点是，过了这个时间窗口期，那么成功的概率就会变得很低。虽然这并没有什么科学的依据，但有很多妈妈都建议，最迟不要晚于 6~8 周。不然，到了那个时候，宝宝对妈妈的乳房就会变得非常忠诚，致使宝宝抗拒其他任何一种喂养方式。不过，如果妈妈很乐意一直母乳喂养，那么这也不是什么问题。但是过了几个月后，如果你正好需要出门，你可能会后悔当初没有尝试一下，不然，你现在就可以让别人帮你给宝宝喂奶。

"我们一直都计划着让女儿试着用奶瓶，这样我就可以顺利地重返职场上班，或者我和老公有时也可以出去过过两人世界。我也非常担心宝宝会出现乳头混淆的问题，所以我严格按照医生的建议，等宝宝到了 6 周才实施，不料却遭到了我女儿的断然拒绝。虽然我很享受母乳喂养，但有时真的很累。我一刻也不能离开她的身边，我承认，我都感觉有点窒息了。事后想起来，我真希望，我们早点给宝宝接触奶瓶就好了。现在，晚上喂奶都是我一个人的事情，确实不全是好事。"

莫莉 F

挤奶需要什么工具

经验丰富的妈妈说，如果你真的打算挤奶，那么应直接购买电动的挤奶器，而不要用手动的挤奶器小打小闹。虽然电动挤奶器的价格更贵，但如果货比三家，也可以买到一个质量不错的二手挤奶器。如果你不打算购买，也可以选择租用（在本书的最后一章，可以找到英国 NCT 电动挤奶器的租用电话）。而且，还可以使用按摩的技巧，直接用手挤奶。这虽然听起来很费力，但据说这才是最有效的挤奶方式。

"你可以试试直接用手挤。把奶挤进一个宽口的奶瓶里——这种方法更为有效，而且更自然。我用手拿着奶瓶，乳头对准奶瓶，然后沿着乳腺的方向，用手指往下推。如果奶滴下来的速度开始变得缓慢，我转一下手指，挤乳窦中的乳汁，脑里想想宝宝，或者拿一张宝宝的照片，这样出奶的速度就会更快。"

阿碧 M

我可以挤出多少奶

如果你一次只能挤出少量的乳汁，也不要感到吃惊。刚开始，你可能需要多挤几次，才够宝宝喝一顿。但有着成功挤奶经验的妈妈说，只要坚持不懈就能获得成功。你只要有剩余的乳汁，就把它挤出来，那么你就会发现，你的母乳量将会逐步提高，据说清晨是最有效的挤奶时间。

母乳挤出来后，装进消过毒的奶瓶，在冰箱里可以储藏 3~8 天（取决于冰箱的温度）。或者把母乳装入消过毒的奶袋里，冰冻起来，等喂奶的时候再解冻。解冻的方法包括放进冰箱的冷藏室里，或如果你赶时间，还可以用冷水冲。关于更多详情，请登录母乳喂养 Breastfeeding Network 的网站，免费下载有关挤奶以及储藏的详细指南。

"挤奶，我太爱挤奶啦！我明白，并非每个人都觉得挤奶是件简单的事情，这确实需要一点练习。你坚持几天后，就会发现母乳量在逐渐地增加。我很快就意识到，我越挤，奶就越多。最后，我每天都可以在冰箱里储藏一瓶奶，晚上的最后一顿奶就可以让我老公喂。很快，我的冰箱里就储藏了足够多的母乳，现在我晚上也可以外出咯。"

露西 J

妈妈团调查

大家挤奶成功过吗？

我一直没有掌握挤奶的技巧。无论我怎样尝试，只要宝宝不在我的身边，我的奶水就是下不来。而且，我只有一边乳房可以挤奶，宝宝只喝另一侧的奶。挤奶真的是一件又难又烦又毫无意义的事情。

——查理

我的奶水太多了，只要我想挤，一次就能挤出好几瓶奶。积极的思维方式，以及该死的意愿力：我的宝宝早产，我下定决心要帮宝宝多挤一点奶。

——阿碧 M

我试过一次，但半个多小时，我就挤出来几勺奶。

——思琳娜 G

我觉得，挤奶让我很紧张。我不会挤奶，也不愿挤奶。我总觉得自己好像一台奶牛机器。

——阿曼达 G

你需要持之以恒的毅力。刚开始，我几乎一点奶也挤不出来，后来随着时间的推移，我一次可以挤出 9 盎司的奶。我建议，一切顺其自然。

——丹妮 D

挤奶对我而言就是一场噩梦。我坚持了 3 周，但没有一次挤出超过 3 盎司的奶。

——拉若 S

什么时候开始断奶

宝宝喝母乳或者配方奶需要喝到 1 岁。许多妈妈选择在宝宝 1 岁生日之前，就开始给宝宝断奶，或改喂配方奶，这样做的原因有多种，比如：让爸爸参与喂奶；或让妈妈能够更顺利地去上班；或者妈妈有时候需要喝一两杯葡萄酒！但有些妈妈说，只要宝宝愿意喝母乳，那么就让他一直喝，无论是一年，还是更久的时间都可以。只要妈妈自己愿意，那就没有必要断奶。毕竟，有宝宝5岁还在喝母乳。

如何从母乳过渡到奶瓶

如果你们现在是母乳喂养，但打算把母乳挤出来用奶瓶喂；或者你们打算让宝宝用奶瓶喝水；或者你们打算从母乳喂养转成人工喂养；或者你们打算尝试混合喂养，那么就需要让宝宝先适应奶嘴——但是，这说起来容易，做起来难，尤其是如果宝宝已经习惯了吸吮母乳的话。虽然有些宝宝可能一下子就爱上了使用奶嘴，有些宝宝需要大人的鼓励，也能慢慢接受奶嘴，但对于更多的宝宝而言，他们可能需要尝试一种乃至多种方法才能接受奶嘴（记得，一定要多尝试几次哦）。

贴士：如何让宝宝接受奶嘴？

- 尝试不同类型的奶嘴。市面上的奶嘴有很多种。与硅胶的相比，乳胶的奶嘴与妈妈的乳房更接近。另外，奶嘴的流速也不同，有些快，有些慢。一次也不要买得太多，不然这可能会花掉一大笔钱。
- 把握好时机。等到宝宝比较饿的时候再试，但也不能让宝宝太饿，不然他会变得很烦躁，不愿合作。
- 试试配方奶的温度。习惯了吃母乳的宝宝可能更喜欢温一点的奶。
- 给宝宝使用奶瓶的时候，让其他人来喂。宝宝闻到妈妈身上的母乳味道，可能会分散注意力。你如果感到难过，可暂时离开房间。
- 给宝宝用奶瓶的时候，试试在光线暗的地方，或者选用一个和平时母乳喂养不一样的地方。

- 如果宝宝抗拒，也不要强迫他，或感到恼火。如果宝宝不愿意，那么就过几天再试试好了。
- 有些宝宝习惯了妈妈的乳房，就是不愿使用奶瓶喝奶，那么你也只能泰然处之——或者试着让他对学饮杯产生兴趣。

混合喂养

如果宝宝愿意在乳房和奶瓶之间开心地转换，那么混合喂养的方式，即一顿母乳、一顿配方奶，也是一个不错的折中做法。这样，孩子既可以享受到母乳的各种好处，而且妈妈也能有机会喘一口气。这尤其适合上班的妈妈，早上和晚上可以给宝宝喝母乳，而白天给宝宝喝配方奶。不过，你需要明白，一旦你用一瓶配方奶代替一顿母乳，那么你体内的母乳供给就会随之做出调整，很快母乳量就会相应地减少。再过一段时间后，一切就无法回头。

"我们大概从宝宝4周的时候开始混合喂养，这确实减轻了我不少压力。我有很多母乳喂养的朋友都不敢给宝宝使用奶瓶，但这真的让她们为此付出更大的辛苦。"

查理C

配方奶喂养知识

如果你打算给宝宝吃配方奶，那么你要做好心理准备，市面上关于冲调奶粉的建议多种多样、五花八门，真的是令人眼花缭乱。你如果登录网上的育儿论坛，那么你将会发现妈妈们对奶粉的冲调方式也是各持己见，而且很多观点和官方的建议也是南辕北辙。作为一个新手妈妈，我们最好还是遵循官方的育儿建议，因为这关乎孩子的身体健康嘛，一切谨慎为上。

冲奶

针对配方奶喂养的家长，现在的官方指南是，等宝宝喝的时候再冲奶，而不要提前冲调好储存在冰箱里放 24 小时（虽然在几年前，这就是通用的做法）。因为有害细菌能在配方奶中迅速繁殖，即使配方奶被保存在冰箱里，细菌仍然可以存活，也可以繁殖。世界卫生组织推荐的配方奶冲调水温在 70 摄氏度左右（一旦烧好了水，开水在水壶里或者奶瓶里的时间不要超过半小时），因为 70 摄氏度能杀死配方奶中的有害细菌，特别是阪崎肠杆菌。关于已经冲调好的配方奶，建议室温储存时间不超过 1 小时。

"我先研究了一下关于配方奶操作的官方指南，然后运用了一下我的一点科学知识和本能，接着我就不再管所谓的官方指南了。"

丽贝卡 F

对于很多的新晋父母而言，这个官方指南简直让人迷惑不解。这个建议既复杂，又不方便，尤其是如果宝宝饿坏了，我们想快速给他喝奶的话，或者出门在外（现在的建议是，带宝宝出门时，带一罐刚烧好的开水、一个消毒过的奶瓶、一个消毒密封好的奶粉罐），等到需要喝奶的时候，再给宝宝冲调奶粉，但同时不能晚于 4 个小时之后，因为时间过得太久的话，水就不是那么热啦。

英国卫生部提出的冲奶指南也同意，如果家长实在无法按需冲调的话，那么也可以提前冲好。当家长需要让保姆或者托儿所的阿姨给宝宝喂奶时，他们的建议是，奶在冰箱储存的时间越短越好，比如，不要隔夜存放，最好等到早上再冲调好。冰箱的温度应低于 5 摄氏度，尽量将奶放到冰箱后面最冷的位置储藏。如果需要在路上给宝宝喝配方奶，那么首先应确保奶粉在冰箱后面位置存放了至少 1 个小时，再装进有冰袋的冷藏包或保温袋里运输，并且必须确保在 4 小时内饮用。

"我花了一大笔钱购买即食的液体配方奶，因为冲调配方奶的建议实在太复杂了，我完全搞不清楚。其他的一些时候，我就先把水烧开，然后把开水倒入消毒过的奶瓶里。等到冲奶的时候，再把奶粉放进去，然后用微波炉转一下。我以前在出门之前，就把冲好的奶直接放进微波炉里转一圈，因为牛奶在保温袋里可以保温 1 个小时。我所有的做法可能都是错的。"

玛利亚 L

消毒和卫生

现阶段，清洁和卫生的工作非常重要，因为宝宝的免疫系统还没有完全发育成熟，细菌很容易就侵入宝宝的体内，致使宝宝生病。官方的建议是，在宝宝 1 岁之前，所有的奶瓶和奶嘴都需要清洁干净（使用奶瓶刷，确保奶瓶的角角落落都清洗干净，确保没有残余的奶渍），清水冲洗后，再消毒，然后才能给宝宝使用。大家一般认为，宝宝过了 6 个月以后，那么就可以使用洗碗机最热的那一档，直接给奶瓶和奶嘴消毒。但这种做法有可能会破坏、污染奶嘴，所以最好的办法还是手洗。使用奶瓶清洁剂和非常热的水，将其清洗干净。

消毒的工具包括微波炉、蒸汽消毒锅，或一套冷水消毒工具。不过，还可以把奶瓶和奶嘴放在开水里，煮 10 分钟进行消毒。但从长远看，这个方法的操作性可能不是很强，但偶尔为之，尤其在缺少合适的消毒工具的情况下，这个方法也值得一试。

理论上，在每次冲调奶粉之前，都需要给奶瓶消毒，但这一点也不切实际，而且老实说，也很浪费电，于是，大多数父母都是争取每天只做一轮的消毒工作。如果你使用的是消毒剂和消毒工具，那么可以把奶瓶和奶嘴一直泡在里面，等用的时候再拿出来冲洗（建议用烧好的开水冲洗）。如果你用微波炉或者蒸汽锅消毒，那么可以把奶瓶和奶嘴放在微波炉或蒸汽锅里面（可储存的时间不定，你需要先查看产品的使用说明）。你将喝奶器具全部取出后，装配好，再拧紧盖子，那么在当天就可以放心大胆地使用。另外，冲奶粉之前，别忘了先洗手，并确保你所接触的表面都是干干净净的。

消毒知识和方法是一个很容易引起争吵的话题，毕竟大家都不愿孩子出现肚子疼的情况。如果你害怕自己不够细心，那么你还可以这样想，有些家长根本就不做消毒的工作。他们只是用非常热的肥皂水洗一下，或者洗碗机里转一下，就觉得足够干净了。有趣的是，这种消毒方法正是美国现行的标准做法。

"关于消毒、冲调婴儿配方奶粉的所谓'正确'方式太多了，真是一场噩梦啊。一般情况下，我们先用微波炉给奶瓶消毒。把水烧开后倒进奶瓶里，拧紧盖子后，就放在那里备用。需要冲奶的时候，我们就直接加入奶粉。我才懒得加热，每次都是直接给宝宝喝室温的奶。晚上，宝宝饿得嗷嗷哭，我才不愿意等奶瓶加热。"

克莱尔A

按章办事：更多关于冲调配方奶的官方建议

- 使用消毒锅前，请认真阅读并理解生产商规定的使用指南。
- 在准备冲调奶粉之前，先将台面清洁干净，并做好消毒的工作。将手仔细地洗干净（但还是应尽量避免让奶嘴和奶瓶盖接触台面）。

- 使用刚刚烧开的自来水，并且应在水烧开后 30 分钟以内饮用。避免使用瓶装水，因为瓶装水里面的盐或硫酸盐的含量太高。如果你们在国外，只能使用瓶装水的话，那么仍旧需要把水烧开，才能给宝宝冲奶。
- 确保冲调的奶粉比例是正确的，请严格遵循配方奶包装上的说明。如果奶粉冲得太浓，那么宝宝可能会便秘或者缺水；如果冲调得太稀，那么宝宝可能会挨饿。
- 摇晃奶瓶，以搅拌均匀。
- 已经冲调好的配方奶应该立即哺喂。为了加快冷却的速度，你可以把奶瓶的底部放到水龙头的下面，用凉水冲。
- 室温环境下 1 小时内（有些说是 2 小时）未能吃完的配方奶应全部倒掉，不要留到下一顿再喂。

宝宝一天需要喝多少配方奶

关于每天应给宝宝喂多少配方奶，以及什么时候喂的问题，这些都没有绝对唯一或正确的答案。所有的宝宝都是不一样的。一般情况下，在刚开始的时候，宝宝一天需要吃 6 顿的奶或更多，每顿喝 90 毫升左右；到了 4 个月左右，大概每天需喝 6 顿的奶，一次 210 毫升左右；6 个月的宝宝，大概一天 4 顿的奶，每次大约 240 毫升。但是，宝宝过了 6 个月以后，我们就需要开始给他添加辅食，那么奶量也会随之减少。不过这些都不是固定的，会受到很多可变因素的影响。每个宝宝的需求也是不一样的。

家长能做的就是，请严格遵循奶粉罐上的指示，并视宝宝的需求而定。如果宝宝每次喝完奶后，奶瓶里还会剩一点奶，那么你明白他已经吃饱了；但如果宝宝每次都一饮而尽（喝完后还左顾右盼，似乎还想再来一瓶），那么下次可能还需要再多冲一点。并且，请注意观察孩子的生长发育期，孩子突然一下子长高了，看起来好像总是很饿的样子，那么你需要尽可能地满足宝宝的喝奶需求。

配方奶喂养的宝宝和母乳喂养的一样，也有一些总体的指标，可以帮助我们了解宝宝是否喂养得很好：宝宝的生长曲线图呈平稳上升的趋势；宝宝每天制造大量又重又脏的尿不湿（每 24 小时应至少更换 6 片尿不湿）。一般而言，配方奶喂养的小孩排便次数比母乳喂养的要少（但也不一定），平均一天一次，或隔天一次大便。

贴士

喝配方奶的宝宝，有时可能会出现进食过量的情况。家长应根据宝宝的年龄段，严格按照冲调说明给宝宝喂奶。平时，应密切关注宝宝发出的饥饿信号，给他喂奶。大人应尊重宝宝的意愿，让他按照自己的速度喝奶，并允许他按照自己的食量进食，不要强迫他多喝奶。

配方奶多少度最适合

假如你是按照官方的建议，使用刚烧开的水冲调配方奶，那么需要等奶适当冷却后才能给宝宝喝。挤少量的奶在你的手腕内，测试一下温度，确保奶不会太烫。大家普遍的观点是，宝宝一般更喜欢温一点的奶，因为母乳就是温温的，但实际上，如果宝宝适应了喝凉凉的奶，比如室温甚至更冷一点的奶，也是可以的。

如果你真的打算给奶加热，那么根据大部分的育儿指南，我们应隔热水给奶加热，应避免直接用微波炉加热，以免烫伤宝宝的口腔。但在现实生活中，很多家长都是用微波炉给奶加热，并且也没有给宝宝带来什么永久的伤害。微波炉里一般需要转 10 秒 ~1 分钟左右。时间的长短取决于奶原本的温度、奶量，以及微波炉的功率。一切谨慎为好，从微波炉取出后，请疯一样地摇晃奶瓶，并且在试过温度以后，再喂给宝宝喝。

补充额外的水

喝配方奶的宝宝，有时可能还需要补充额外的水。如果他已经学会用杯子，那么可以让他用奶瓶喝水，也可以用学饮杯喝。但不要让宝宝喝太多的水，否则会影响宝宝正常喝奶：每次几盎司的液体就够了。在某些特殊的情况，给宝宝额外补充水分也是很重要的，比如：天气很热；宝宝便秘；宝宝生病发烧了；呕吐或泻肚子，这些情况可能会导致宝宝脱水。6个月之前，最好给宝宝饮用自来水，先烧开后再放凉。应避免给宝宝喝瓶装水，因为瓶装水里含有多种人工添加剂，比如钠等，这对宝宝的健康没有好处。

宝宝吐奶怎么办

无论是母乳喂养，还是配方奶喂养，宝宝吐奶都是很常见的现象，你们买的那几条纱布正好能派上用场。你可能听过多种称呼，如吐奶、溢奶、逆流（有时候，也被正式称为胃酸逆流，或胃食道逆流）。这是因为婴儿的消化系统还未发育成熟，而且婴儿的胃肠道容量很小，一次无法承受太多的奶。

有关吐奶的问题，家长能帮得上忙的地方并不多。如果你们是奶瓶喂养，那么或许可以考虑换一个奶嘴孔更小的奶瓶，避免宝宝进食过快。如果宝宝吐了很多奶，那么你们可能会发现，宝宝很快又饿了，那么等会需要再给宝宝喂一次奶。

在大多数情况下，婴儿吐奶都是生理的现象，不会有什么问题。随着宝宝的胃容量逐渐变大，情况就会好转。等宝宝能够进食固体食物，并且能够坐立，那么宝宝就不会再吐奶。但是，如果有些宝宝吐奶特别严重的话，这可能会带来一些问题，致使哺乳困难，令全家都笼罩在一片痛苦当中。如有这方面的担忧，可以咨询一下医生。有一些药品以及特殊医学用途配方奶，可以缓解宝宝吐奶的问题。另外，还有很多改善的方法值得一试，比如：喂奶时以及喂奶后，将宝宝竖起来抱。不过，有些医生却反对进行治疗，强调说吐奶是正常的生理现象，慢慢就会好起来。关于更多吐奶的信息，可登录 Living With Reflux 的网站。

> "格拉西亚在 3 个月之前，每两个小时就喝一次奶，然后将刚刚喝进去的奶又吐出来很多。每次给宝宝喂好奶，我们就使用婴儿亲密背巾，把宝宝竖着抱半个小时，果真好了很多。格拉西亚讨厌平躺在婴儿摇篮里，可能是因为这个姿势让她感到不舒服，所以她一直要我们抱在怀里睡。"
>
> 席琳 G

据说有 7% 的婴儿对牛奶过敏，你可能怀疑宝宝吐奶这么厉害，是不是对牛奶过敏。但宝宝如果只有吐奶的症状，那么就不大可能是因为过敏造成的。如果宝宝还伴随着其他的一些症状，比如大便不好、体重减轻、湿疹等，那么最好去医院检查一下。千万不要自行诊断，更不要自行给宝宝治疗过敏。抗过敏治疗的话，还是一定要找医生。

给双胞胎喂奶：双份

· 理论上，只要妈妈按需哺乳，那么双胞胎妈妈的奶水就应该足够两个孩子喝，因为这两个聪明的乳房自然会分泌出足够的乳汁，以满足两个（或更多）宝宝所需的营养供给。"成功的秘诀在于坚强的毅力、勤加苦练，再加上大量的帮助。"阿玛达说道。她给宝宝喂了长达 9 个月的母乳。

- 大多数的多胞胎妈妈在掌握同时喂多个宝宝之前，都是先一个一个地单独喂，后面才采取并驾齐驱的方法，同时喂两个娃。"我觉得'橄榄球'姿势对我很有效，用 V 型的哺乳枕垫在宝宝下面，一个腋窝躺一个。"丹妮说道。

- 如果你家是多胞胎，那么你很可能需要尝试多种喂奶的方法——很多家庭都觉得配方奶和母乳同时喂是个不错的主意。"我尝试过多种方法，比如宝宝全部喝母乳；一个宝宝用枕头垫着喝配方奶，而其他的喝母乳；或者全部躺在安全座椅上用奶瓶喝配方奶。"娜丁回忆道，"用奶瓶喂配方奶的话，你至少需要找一个人帮忙。如果要一个一个分开喂，或者坐在那里，光着上身同时喂两个孩子，想想我都觉得累坏了。"

什么时候开始添加辅食

在某个时间段，我们需要开始给宝宝逐步地添加辅食，这个过程也被称为"断奶"。到了某个阶段，宝宝光喝母乳或是配方奶，已经不能满足生长发育所需的卡路里和营养。不过，在 1 岁之前，宝宝除了吃固体食物之外，每天还是需要喝 1~2 次的奶；1 岁之后，宝宝每天还是需要喝奶，满足身体对钙的需求。你可以让他喝普通的全脂奶，也可以给他吃富含钙质的食物，比如奶酪或者酸奶。当然，如果 1 岁以后，你还愿意坚持母乳喂养，并且也很享受给宝宝哺乳，那么想喂多久都可以。

不幸的是（也是意料之中的是），关于到底什么时候应该开始给宝宝添加辅食，大家也是一直争论不休，这不禁让新手妈妈们感到不知所措。基于世界卫生组织的推荐，英国在 2003 年颁布了关于添加辅食的指南，宝宝应在 24 周以后（6 个月左右），开始练习吃辅食。那时，宝宝已经能够坐起来，咀嚼和吞咽的能力已经准备好了，消化和吸收系统也已逐渐成熟，而且，那时宝宝出现过敏以及感染的风险也比较小。在 6 个月之前，宝宝光喝母乳或者配方奶，就足以满足身体所需的能量和营养。

不过，在现实生活中，有一半左右的妈妈都会在 6 个月之前给宝宝添加辅食。根据以往的育儿建议，4~6 个月都是可以接受的窗口期。而且，最新的科学调查也显示，和等到 6 个月后再添加辅食相比，从 4 个月开始并没有太大的差异，也不会给宝宝带来什么危害。2011 年发布的一项调查结果显示，全母乳喂养的孩子，应该在 6 个月前就开始咀嚼一些富含铁的固体食物，以规避患上缺铁性贫血疾病的风险（喝配方奶的宝宝不大可能有这个问题，因为配方奶里添加了铁）。另外还有一个未经证实的理论：早点添加辅食不仅不会增加反而会降低食物过敏的风险。

到底哪个时间添加辅食才是最科学的呢？我在写这本书的时候，科学家对这个话题依然是众说纷纭。那么，在科学家把这个问题搞清楚之前，我们还是依循官方的建议吧。最近，为了给家长们指点迷津，英国饮食协会儿科组基于最可靠的科学证据，发布了几条最新的育儿建议。但如果大家心里仍有顾虑，我推荐大家上 Google 网搜索并下载全文通读一遍。不过，我建议，还是不要过于纠结这个问题。毕竟，添加辅食本来是一件好事啊，这代表着宝宝又向前迈出了一步。现在，我将有关的要点归纳如下：

• 添加辅食的时间不要早于 17 周。宝宝的胃肠道至少需要这么久的时间才能发育好，才能准备好接受固体的食物。如果你觉得宝宝总是很饿，还想再进食，那么再给他喂一点奶。

- 每个宝宝都是不一样的。请运用妈妈的本能，观察宝宝是否已经准备好了，是否可以开始给他添加辅食，而不是盲目跟从某些好心的旁观者的建议。如果你给宝宝增加了奶量，但宝宝仍然是一饮而尽，而且还想再喝；并且，只要能放进嘴里的东西，宝宝都要"吃"几口，那么这表示宝宝真的饿了。除此之外，宝宝的身体还需要发育好，换言之，宝宝是否可以坐得很好，脑袋控制能力是否很强，是否已经具备咀嚼和吞咽食物的能力。在一些个案中，有些妈妈说，添加固体食物的确能够改善宝宝的睡眠，但宝宝晚上醒来并不一定表示他饿了。
- 添加辅食的时间也不要晚于 6 个月。到那时，宝宝需要摄入额外的铁以及其他营养，才能满足生长发育的需要。而且，宝宝在 6 个月之前，也更容易接受新的食物味道和口感。
- 即使给宝宝添加了辅食，在他 1 岁之前，我们仍需要给他喝母乳或配方奶，因为奶还是孩子最主要的营养来源。

专家意见：辅食应如何添加，听听专家怎么说

母乳喂养是我们能够给予孩子的最好的人生开端。对于一些孩子而言，光喝母乳就能满足他们 6 个月之前全部的营养需求。但对于另外一些孩子而言，可能还不够。

一般推荐足月健康的宝宝满 6 个月开始添加辅食，但不要早于 4 个月（17 周）。

什么时候开始添加固体食物才最适合？我们应该把每个婴儿都当作一个独特的个体。而且，还有许多其他重要的因素需要考虑，比如孩子生长发育是否准备好了，以及家长自己的选择是什么。

有最新的证据显示，至于有可能导致宝宝过敏的食物，我们推迟到 6 个

月乃至更晚的时间才让孩子接触，并没有什么特别好处，即使对有家族过敏史的宝宝而言，同样也是如此。

如果家长等到 6 个月才给宝宝添加辅食，那么需要很快就过渡到辅食的第二阶段，例如：块状食物，软的手指食物，以及富含铁的食物。

但给早产宝宝添加辅食，我们还需要考虑一些其他的因素，并且应咨询医生的意见。一般推荐早产宝宝从出生后 5~8 月起开始添加辅食最为宜。

关于这个问题，我们仍旧亟须更多的科学研究。

妈妈团调查

你们想等一等，再给宝宝添加辅食吗？

不想。现在专家们把 4 个月改成了 6 个月，这个改动让我感到很迷惑。我的宝宝喝奶特别频繁，晚上也总是醒来喝奶，让我累得筋疲力尽。于是，我从 4 个月起，就开始给宝宝添加辅食。她开始吃辅食后，比以前快乐多了。

——克莱尔 A

是的，我们想等到 6 个月再加辅食，虽然"好心"的爷爷奶奶一直在给我施压，说这将有助于宝宝的睡眠。

——丽贝卡 F

我儿子总是一副很饿的样子，于是，我从 5 个月开始就给他添加辅食。我明白，只要宝宝在喝母乳，同时给他添加一些固体食物，并不会带来什么危害。我并不把官方的指南当作圣经。每个宝宝都是不一样的。

——妮寇拉 L

没有。我们从四个半月左右开始添加辅食。宝宝在四个半月的时候，晚上又开始总是醒来，我可不愿重新开始喂夜奶，真是疯了。而且，他各方面都已经显示出他已经准备好吃辅食。虽然我的卫生随访员并不同意，但我明白，我的宝宝没吃饱。

——海蒂 S

我们等到了 6 个月才开始给宝宝加辅食，主要是因为宝宝光喝奶就长得很好，体重增加得很棒，睡得也非常好。宝宝开心而满足，对食物也没有表现出特别的兴趣。

——露西 R

我大概从第 4 个月开始给宝宝尝试一些固体食物。甚至在那之前，我就经常将自己吃的东西，让宝宝摸一摸、闻一闻，试着让她感受享用以及分享食物的乐趣。可是，现在孩子吃饭还是很挑食。我的一番好意并没有什么用。

——查理 C

添加辅食的顺序和方法

当你确定宝宝已经准备好吃辅食了，那么添加辅食的顺序和方法是什么呢？现在，辅食添加的方法一般有两种：传统的方法是，用勺子喂孩子流质、糊状的食物，然后再逐步过渡到块状及手指食物；另外还有一种是"宝宝自主进食"的现代喂养法，即直接从普通食物开始，让孩子以自己的节奏进食。当然，如果你不确定选择哪种喂养方法，那么你也可以和很多家长一样，选择折中的方案，据说效果很不错。

如果你打算按照传统的方式给宝宝添加辅食，那么你会发现最开始的辅食制作是非常简单的：将水果或者蔬菜煮软（像香蕉、鳄梨、梨子这些食物本身就很软，直接压成泥就可以），然后用手动搅拌机、辅食机、婴儿食物研磨器或者筛子等工具压成泥，就这么简单（记得，宝宝天生喜欢有甜味的食物，所以加一点甜味的食物也很重要）。最开始，可添加的果泥、蔬菜泥包括：

- 红薯
- 胡萝卜
- 南瓜
- 苹果或梨
- 香蕉
- 鳄梨
- 桃子

刚开始，应按照由少到多、由稀到稠、由软到硬、由细到粗、由一种到多种的原则逐步添加辅食，特别是对早于 6 个月之前开始添加辅食的宝宝，速度更不要快。对于宝宝来说，这是一个全新的体验，他可能需要一段时间才能适应。如果宝宝对某种食物不感兴趣，那么就先等一等，过一两天后，再让他尝试。刚开始，也许宝宝只能吃很少量的辅食。不过，一旦宝宝掌握了正确的方法，那么你可以从辅食的第一阶段，逐步过渡到一天喂一顿固体食物（最好在宝宝清醒、心情愉悦，并且有点饿的情况下添加辅食，比如：作为早上的点心，即宝宝睡醒后，喝下一次奶之前，给他添加一顿辅食），接下来逐步过渡到早餐吃辅食，最后是下午茶。

一旦宝宝习惯了吃单一种类的蔬菜泥和水果泥，那么你可以将各种口味混合在一起，并且开始添加富含蛋白质和铁的食物，比如肉类、鱼类和豆类。

制作辅食听起来好像既费时又费力，确实也是如此。因此，很多妈妈会选择一次性地将大量的果泥或蔬菜泥制作好，或者将没吃完的食物冻成冰块，等到下次再食用。另外，你当然可以选用种类齐全的包装食物：虽然有些家长对这种婴儿加工食品嗤之以鼻，但市面还是有很多高质量、新鲜和冰冻的婴儿食物，商家承诺这些婴儿食物都是天然的。带孩子出门的时候，携带即食的罐装或者瓶装婴儿食物，无疑更为方便，当然也更昂贵。

"果泥和蔬菜泥我都是自制的，而且我也很喜欢制作辅食。自制的辅食，你至少知道里面都放了些什么材料。但我觉得，买的辅食也没有什么不好。有时候，我也会购买那些新鲜的袋装辅食，味道尝起来真的很棒，不过价格也更贵。两者结合在一起，挺好的。"

拉若 S

宝宝辅食添加的第二个阶段

如果宝宝辅食添加是从蔬菜或果泥开始，那么过了一段时间后，宝宝需要从精细的泥状食物，慢慢过渡到粗糙一点的、块状的食物，以及手指食物，也就是进入辅食添加的第二个阶段。请把握好添加辅食的时机，即在 8 个月或 9 个月之前，家长应让宝宝接触并适应各种类型的食物。如果晚于这个时间，那么宝宝可能会拒绝尝试。应逐次给宝宝添加不同种类的辅食，从各大食物种类中挑选均衡的食物，让宝宝习惯多种不同的食物口味。在宝宝主餐进食结束后，再给他添加一顿健康的辅食，比如米糕，水煮的水果，或者酸奶，为宝宝补充各种重要的营养素。

如果你们严格遵循书本的建议，等到 6 个月后，才开始给宝宝添加辅食，那么现在你们需要尽快让宝宝过渡到辅食的第二个阶段。幸运的是，宝宝到了 6 个月，一般已经具备所有的必需技能，他们能够自如地咀嚼和吞咽颗粒食物、块状食物和手指食物，所以 6 个月的时候，宝宝可以很迅速地过渡到添加辅食的第二个阶段。如果你们选择"婴儿主导"的辅食添加方法，那么你们就是从第二个阶段开始。关于更多"婴儿主导"辅食法的内容，请继续往后阅读。

"婴儿主导"辅食法

如果愿意的话，你可以选择"婴儿主导" [babyled weaning (BLW)] 辅食法，即直接跳过婴儿研磨机的阶段。这种育儿理念受到越来越多家长的喜爱，最主要的原因是这可以减少很多的麻烦。当然，就凭这一条原因，就足以获得我的青睐。接下来，我将总结一下 "婴儿主导"辅食法的主要内容。

"对我们而言，'婴儿主导'辅食法取得了巨大的成功。这意味着，孩子可以坐在餐桌上，和家人一起用餐。这还意味着，我不需要忙着为孩子特别准备蔬菜泥，我将有时间坐下来一起享受热腾腾的食物。但是，这种辅食法有一个缺点，宝宝会吃得到处脏兮兮的（但同时，这也有机会让我们拍照纪念，留下了很多精彩的瞬间）。现在，宝宝已经开始学走路了，她吃饭吃得非常好，我想，这是因为她相信放在她面前的食物——并且我们家的用餐时光一直令人愉悦。"

莫莉 F

关于"宝宝自主进食"的基本事实：吃好

- "宝宝自主进食"的喂养方法，让宝宝按照自己的速度接触固体食物，提倡不用勺子喂，让宝宝自主吃，第一口辅食应从块状食物开始。把大块软食品直接放在餐椅或桌子上，让宝宝用自己的手指和手进食，让宝宝自己选择多吃还是少吃。

- "宝宝自主进食"取得成功的关键在于，宝宝已经具备吃固体食物的能力，换言之，即宝宝能够坐直，用手抓握小块的食物，送入嘴里咀嚼和吞咽。对于大多数的宝宝而言，一般要等到 6 个月或将近 6 个月的时候，才具备这种能力。

- 只要宝宝准备好了，并且愿意尝试的话，"宝宝自主进食"的方法允许宝宝尝试几乎所有的食物：块状、新鲜或者煮熟的水果和蔬菜；肉条，或者没有骨头的鱼及其他替代品，比如豆腐、奶酪块、鸡蛋片、煮熟的意大利面、手指面包或吐司。和传统的喂养方式一样，有些食物应避免给宝宝吃（见下文），并且应合理地、逐一引入潜在的致敏食物。

- "宝宝自主进食"的倡导者强调只要宝宝准备好了，那么让宝宝自主进食，并不会增加宝宝被噎着的风险。宝宝有可能会将食物呕吐出来，这是我们人体的一种天生保护机制，让宝宝将吞不下去的食物吐出来。虽然有时候看起来有点吓人，但只要你多给宝宝一两分钟的缓冲时间，他们都没问题。

- "宝宝自主进食"的喂养方法就是让宝宝吃普通的食物，所以你不用特意为宝宝专门准备辅食。这个理念的核心就是，尽可能地让宝宝融入家庭，和家人一起进餐。理论上，这将有助于营造一种愉快的进餐氛围。据说还可以避免宝宝挑食。不过先行条件是，大人本来吃得就很健康、很有营养。有些人说，他们自己的饮食习惯因此也变得更健康。

- 你可能会发现，"宝宝自主进食"是件很脏乱的事情（同时，也会浪费很多的食物）。那么，进餐前，家长可以在地板上先铺一块塑料布，再给宝宝围一个大围兜，然后深吸一口气，保持冷静。

避免给宝宝吃的食物有哪些

无论你们选择何种辅食法，以下这几种食物在开始添加辅食时不要随便给宝宝吃，一切谨慎为佳：

- 盐。过多的盐会对宝宝还未成熟的肾造成负担，而且还会导致脱水。因为宝宝日常的饮食当中，比如面包、芝士、麦片里面已经含有盐分，所以在宝宝的食物里应绝对避免再添加盐。尤其避免给宝宝吃包装的食品，比如浓缩固体汤料。不过，包装的婴儿食品并没有关系，因为根据法律规定，婴儿食品的生产商在所有的婴儿食品里都不能额外添加盐。

- 糖。吃糖太多会增加宝宝得蛀齿的风险。老实说，吃糖真的会越陷越深。我们应尽可能晚地让孩子接触甜食。不过，营养丰富的牛奶，或者水果做的布丁里含有的糖分不要紧。

- 蜂蜜。不要让孩子吃蜂蜜，一点也不行，因为蜂蜜里面含有一种细菌，它可能会导致一种罕见但很严重的感染疾病，叫作婴儿型肉毒中毒（也是糖的一种形式）。

- 整颗的坚果。最好完全避免（现阶段，以及在 5 岁前），因为有窒息的危险（关于坚果和过敏的内容，请参看下文）。
- 鲨鱼、青枪鱼、旗鱼。这种鱼类含有汞，对身体有害，可能会影响宝宝神经系统的发育。
- 生的贝壳，以及生的或未煮熟的鸡蛋。宝宝吃了会增加食物中毒的风险。
- 低脂食物。宝宝需要吃全脂食物，来满足身体对能量的需求。确保宝宝每天都能摄入足够的全脂食物。

容易导致过敏的食物有哪些

在 6 个月之前，官方的建议是，不要给宝宝引入容易导致过敏的食物，比如鸡蛋、牛奶、全麦、豆子、芝麻、坚果、柑橘类的水果、草莓和土豆。不过，实际上，大家对这个问题并没有形成最终的"裁决"。这个问题仍在研究中。最新的建议是，无论是在 4~6 个月，让宝宝接触容易引起过敏的食物，或是推迟到 6 个月乃至更晚的时间，这并没有太大的区别。

你和你的伴侣如果有过敏，或者患有特应性的皮炎，或者宝宝也已经出现某些过敏的症状，那么宝宝可能属于"高风险"的人群，你可能会担心是否应让宝宝接触这些容易过敏的食物。另外，让我们感到更纠结的是，大家的建议都各不相同，并且一直在不停地改变。不过，现在有几点是肯定的：

- 在添加辅食之前，请咨询一下医师。另外，每次只添加一种新的食物。
- 最好选择母乳喂养。在添加辅食的时候，应继续母乳喂养，因为母乳对某些过敏可以起到一定的预防作用。

贴士

无论家族是否有过敏史，只要宝宝好像对某种食物出现了过敏反应，应立即带宝宝去医院。最常见的症状包括皮肤发红疹子、打喷嚏、喘鸣、红眼睛、泻肚子、呕吐，以及嘴巴周围肿起来等。在一些很少见的情况下，过敏还可能会导致孩子呼吸困难，并存在着致命的危险，花生是最可能的致敏源。在这种情况下，请立即拨打急救电话。宝宝如果出现了过敏的反应，家长应找专门治疗过敏的医生咨询一下。

宝宝不喜欢吃固体的食物怎么办

有些宝宝非常喜欢辅食，就像鸭子爱水一样，但有些宝宝可能对辅食没有那么热衷。如果你们家的宝宝不喜欢吃固体食物，已经到了令你们担心的地步，那么请咨询一下卫生随访员或者医生，但也不要过分担心。其实，只要宝宝喝奶喝得很好，就可以维持基本的生存要求。可以换一种食物让宝宝试试，并且，就算这次宝宝对这种食物表现出不感兴趣，可以以后让他多尝试几次，或者先停一两天，然后再让他试试。

"我们在6个月的时候开始给宝宝喂固体食物，但她就是不感兴趣。每隔几天，我们就再试一次。最后到了10个月左右，她开始吃手指食物，然后就好了。其实，宝宝晚一点吃辅食，我们也不是特别担心，因为她配方奶喝得够多，体重也在正常地增加。我想，到了一定的时间，孩子就会开始吃辅食。"

瑞秋 G

卫生和安全

请时刻记得细菌对婴儿的危害很大，因为细菌可能会导致食物中毒。关于辅食卫生的指南有多种多样，不过最主要的有以下几点：

- 准备辅食的时候，请保持台面、砧板和双手真的非常干净。
- 用热的肥皂水将辅食勺和碗洗干净，并且用厨房专用纸将其擦干，而不要用毛巾擦（辅食勺和碗不需要消毒，因为食物也并没有经过消毒。另外，在此阶段，宝宝已经接触过适量多的细菌。每次只要宝宝将东西放进口内，无疑就会接触到一定的细菌）。
- 如果给食物加温，那么在给宝宝吃之前，应确保食物内外都充分高温加热。不要多次加温，如果宝宝还是没吃完，那么请丢掉。另外，给宝宝吃的时候，确保食物不会太烫。

教孩子用学饮杯

在宝宝添加辅食的阶段，开始教宝宝用学饮杯喝水，这是一个不错的主意。首先，喝水有利于身体健康。另外，在早期，让孩子先适应杯子是非常明智的。宝宝 1 岁左右，最好就让他停止使用奶瓶（这是专家的建议，出于对孩子的牙齿和其他各方面发育的考虑）。对于一些哺乳喂养的宝宝，虽然到了断奶的阶段，却一直不愿意用奶瓶喝奶，那么现在可以让宝宝试着用学饮杯喝奶。不过，除非是稀释得非常淡的水果汁（一般推荐 1 份的水果汁用 10 份的水稀释），不要让宝宝喝其他的饮料。另外，为了宝宝的牙齿健康，应限制只能在进餐时间饮用。

宝宝可能需要一段时间，才能掌握用杯子喝水的技巧，但请相信宝宝，经过一段时间的锻炼，他们都能学会用杯子喝水。市面上的学饮杯有很多种，但家长最好选择简单一点的，喷嘴有几个小孔、带盖子的水杯。你可能觉得"防漏"设计的杯子很诱人，但这种杯子需要宝宝吸吮，而不是学着喝水（这才是宝宝需要掌握的技能啊）。

　　如果宝宝对用杯子喝奶就是不感兴趣，家长也不要感到沮丧。这也是一个老生常谈的问题，很多宝宝都是如此，因为吸吮会让宝宝有一种满足感。请坚持让宝宝尝试着用杯子喝奶，说不定有一天他就会改变主意。但如果宝宝就是不肯，大人也不要因此烦躁。只要宝宝过了 1 岁，那么有 3/4 的钙质需求量就可以从其他的食物中获得，比如芝士和奶酪，麦片、布丁、酱汁等（到了 1 岁，就可以给宝宝喝普通的全脂牛奶）。宝宝如果还是戒不掉睡前那顿奶，也不用担心，大多数的宝宝都是这样，这也并不会有什么危害。只要宝宝戒掉奶瓶，就不会有什么问题。

贴士

　　宝宝开始吃固体食物后，可能会少喝一次或者几次奶。但很重要的一点是，宝宝在 1 岁之前，每天仍需喝 2~3 次的母乳，或 500~600 毫升的配方奶。不过，如果宝宝每天的喝奶量过大，并且你怀疑这已经影响到了他吃固体食物，那么可减少一点奶量。

第五章

宝宝的睡眠

新手父母最开始的体验一定是感觉很累，非常非常累。在养育宝宝的过程中，爸妈最辛苦的就是，宝宝在夜间总是频繁醒来，然后要求大人们帮助他们重新入睡。有些宝宝很体贴，他们可能在一两个月后就可以睡整晚觉，但是，在未来很长的一段时间里，大部分的宝宝都会在夜间至少醒来一次（一般是几次）。毫无疑问，这是一件非常令人疲倦的事情，但我可以向你保证：a）睡整晚觉的日子，终有一天会来临；b）如果你愿意的话，有些方法可以帮助你改善目前的状况；c）随着时间的推移，你将会适应晚上断断续续被打断的睡眠。真的是这样！

"你的身体真的很快就会适应睡眠不足的问题。现在，睡眠的质量比睡眠的时间更重要。4 个小时的高质量睡眠，要胜过 8 个小时断断续续的睡眠。"

拉若 S

为什么宝宝睡眠时间长

充足的睡眠才能让人体正常地运转。宝宝睡觉的时候，才能长身体、长脑子，这就是婴儿比其他人都要睡的时间更久的原因。一般而言：

- 新生儿平均每天需要睡 16~20 个小时；
- 3 个月的婴儿平均每天需要睡 15 个小时；
- 1 岁的小孩平均每天需要睡 14 个小时。

当然，每个小孩都是不一样的，因此，也不用把这个平均值太当一回事。更好的做法是，家长平时应留心宝宝的状态，他的表现是否显示他已经获取了足够的睡眠。比如，宝宝在醒来的时间里，是否警觉且精神饱满，如果是这样，那么这表示宝宝睡得很好。刚开始，我们可能觉得很难分辨宝宝是否睡眠不足，但很快，我们就能清楚地发现如果宝宝睡眠不足，会有哪些表现。一般而言，宝宝们总能想办法获得他们所需的睡眠时间。但有些宝宝确实需要我们帮他一把，将他朝着正确的方向引导。

为什么宝宝起夜次数多

婴儿需要的睡眠时间比较多，但与此同时，婴儿在夜间也会经常醒来，这是因为新生儿的生物钟（确切地说，是昼夜节律）还没有形成规律，前 3 个月的情况更是如此。刚开始，婴儿白天和晚上的睡眠模式并没有太大的差异。相比较于大一点的孩子和成年人，婴儿大多时候是 REM 睡眠（快速眼球运动，也被称为快波睡眠），很容易就被惊醒。另外，新生儿之所以如此频繁地醒来，是因为他们的胃容量很小，所以需要多次进食。因此，宝宝一个晚上总要醒来几次，寻找妈妈的乳房或者奶瓶，这种情况会持续一段时间。等宝宝的生物钟形成规律以后，胃容量变得再大一些，那么他们夜醒的次数就不会那么频繁。宝宝到了 6 个月大，如果大人夜里还是经常被宝宝吵醒，那么我们就可以有根据地猜测，宝宝之所以醒来是因为养成了习惯，而不是因为饥饿在作祟。这种情况下，我们就不一定需要给宝宝喂奶。

宝宝的睡眠安全

很快，你就会发现婴儿睡眠安全指南就仿如浩海一般。之所以有这么多的睡眠安全建议，是因为每年在英国约有 300 名的婴儿在睡梦中无故突然猝死，这也被称作婴儿猝死综合征（或童床猝死）。虽然医生也并不确定这种罕见的悲剧是什么原因造成的。现在，英国涌现出各种不同的理论，并列举了大量潜在的危险。为了将风险降到最低，英国医生为家长推荐了很长一串的睡眠安全指南。（自从睡眠安全指南颁发以来，婴儿猝死综合征的数量急剧下降，所以这些建议并不是空洞无用的。）接下来，我们一起来看看婴儿猝死研究基金会和英国卫生部所颁布的婴儿睡眠安全建议有哪些。

让宝宝单独睡自己的小床，并把小床放在大人的房间里

根据育儿专家的推荐，0~6 个月大的宝宝，最佳的安排就是放在和大人同一间房的婴儿床（童床、婴儿摇篮）上睡觉。过了 6 个月之后，婴儿猝死综合征发生的风险就会变得非常低（90% 都是发生在 6 个月之前）。因此，到了那个时候，家长就可以让宝宝搬到自己的婴儿房去睡。

合适的寝具

确保宝宝睡的床垫干净、干燥、结实平坦（建议购买新的床垫）。床垫

应和婴儿床或童床严丝合缝。并且，床上不要放置枕头或羽绒被等容易引起窒息的物品。

家里禁止吸烟

接触二手烟被认为是导致婴儿猝死综合征的一大危险因素（怀孕期间同样如此）。所以，应禁止任何人在宝宝的旁边或者在你家里抽烟。

正确的睡眠姿势

让宝宝仰卧，而不要让宝宝趴睡或者侧卧。让宝宝的脚离婴儿床的床尾尽可能近一些，以防有空间让他扭动滑到床下，使用睡袋就可以完全消除这种风险。在宝宝 6 个月之前，如果宝宝自己翻成趴着睡的姿势，那么大人可以轻柔地将宝宝翻过来睡。但也不用过于担心这个问题，我们夜里也不需要专门爬起来做这件事。

"我遵循所有关于睡眠姿势的育儿建议，但我的两个宝宝睡觉后，很快就开始扭来扭去，然后就变成了趴着睡的姿势。我才不会特意帮他们翻回去。"

海蒂 S

避免在沙发上和宝宝一起睡着

家长应避免和宝宝一起在沙发或者沙发椅上睡着。大人在疲惫的时候，很容易就会出现这个问题。令人哭笑不得的是，夜间喂奶的时候，这种情况更为常见，因为很多妈妈觉得夜间在沙发上喂奶比躺在床上更安全。但经证实，这是一个非常严重的安全隐患。如果家长想要在沙发上给宝宝喂奶，或者和宝宝亲热，那么尽量让自己保持清醒，不要睡着了。

注意室温

室温过热被视为引发婴儿猝死的一大危险因素，请务必确保不要让宝宝穿盖太多。以下有几点需要注意：

- 宝宝睡觉的地方应在16~20摄氏度（61~68华氏度）左右，而18摄氏度（65华氏度）最为适宜。如果不确定，可使用室内温度计。

- 关于宝宝夜间睡觉到底需要盖几床被子，以及穿几件衣服，这并没有绝对正确的答案。大人需要运用自己的常识判断。一般情况下，一两条多孔毛毯即可，即使在比较寒冷的天气也够了。天气温暖的时候，一件背心和一条床单即可。如果你不确定，那么把你的手放到宝宝光裸的肚子上。如果感觉宝宝很热，或者在出汗，那么可以再拿掉一层。

- 睡袋很好用，但应符合温度的要求，并确保睡袋的尺寸适合宝宝。有些妈妈说，用包被将宝宝包起来，有助于营造一个温暖安全的睡眠环境。但是，请务必使用重量轻一点的，或者特制的包被毯，并把宝宝的胳膊露出来，以免宝宝睡觉时感到太热。另外，给宝宝的腿留出自由活动的空间。包得太紧的话，可能会伤害到宝宝的臀部。

- 不要让婴儿睡在暖气片或加热器的旁边，也不要让宝宝直接在太阳底下睡觉。

- 从寒冷的户外回到室内后，请记得将外面的那件衣物脱掉。

"确保宝宝不热也不冷，这真的是一件难以完成的任务！宝宝盖的被子是不是合适，睡觉穿长袖还是短袖的背心，需不需要再给宝宝加一件开襟衫……这些真的很难！有一天晚上，宝宝的手冻得像冰块一样冷，可是另一个晚上，他睡在毯子下面却热得出汗。"

克莱尔F

晚上给宝宝使用安抚奶嘴

这条最新颁布的育儿指南引起了很大的争议，因为在过去，育儿专家一直建议，应避免给孩子养成长期依赖安抚物的习惯。但基于大量的科学调查，育儿专家发现，在夜间给宝宝使用安抚奶嘴，有助于降低婴儿猝死综合征的风险（虽然具体的原因并不明确，但有可能是因为安抚奶嘴让宝宝的口腔张开，保持呼吸道通畅）。

母乳喂养

研究显示，母乳能够提高宝宝的抵抗能力，可以有效地预防感染。因此，即使是"部分母乳喂养"的宝宝，婴儿猝死综合征的概率也会显著减少。

宝宝生病了，应及时带他就诊

如对宝宝的健康有任何担忧，请及时带孩子去医院就诊。

贴士

让宝宝仰卧，无疑更安全。自从颁发了这条育儿建议以来，婴儿猝死综合征的数量大幅下降。但这也有一个坏处。现代的孩子因为有大量的时间都躺在婴儿安全座椅和婴儿推车上，再加上仰卧，这让很多宝宝都患有"扁平头症"。一般来说，这有点影响美观。如果情况很严重的话，这也会给家长带来很大的困扰。

和宝宝同睡一张床

睡眠安全的黄金法则：不要和你的宝宝同睡一张床。但是，就像其他的育儿建议一样，很多家长还是会这样做。有些是无心之过，有些是仔细考虑过利弊之后特意为之。海蒂回忆道："有时候，我和宝宝不知不觉就在同一张床上睡着了。夜间给孩子喂奶的时候，有时候我已经累得筋疲力尽，半睡半醒中，很容易就和宝宝一起睡着了。"

如果家长执意和宝宝同睡一张床，或有时候不得不和孩子一起睡，想多争取一点睡眠的时间，无论是哪种情况，我都不会问你是不是疯了。我自己的孩子有时候也会和我一块睡，所以我特别能理解。而且，并非所有的育儿专家都反对亲子同睡。有些专家认为这不仅有助于建立亲密的亲子关系，而且还有利于母乳的分泌；还有些专家指出，在某些国家，大人和孩子同睡一张床就是一种十分常见的做法，大家都很满意这种安排。不过，专家们仍旧强调，如果还存在其他的一些高危因素，那么亲子同睡就会变得很危险，尤其是大人一直有抽烟、喝酒的习惯，或在长期服药的话。

不过，请慎重考虑，毕竟这条建议得到婴儿死亡研究基金会的强力推荐，而且，英国卫生部也是这样建议的。如果你们真的打算和孩子睡在同一张床上，请一定要自己斟酌、衡量潜在的风险。研究显示，存在以下情况并不适合亲子同床：

* 妈妈（或者爸爸，或夫妻双方）一直有喝酒、抽烟、长期服药的习惯，这可能会让他们睡得很沉；
* 大人在特别累的情况下；
* 宝宝早产，或者体重偏轻；
* 宝宝健康欠佳或者在发烧。

另外，大人如果真的和孩子一块睡，请注意：

- 大人侧睡，大人的身体弯曲在宝宝身边，形成"C型"的保护性姿势。
- 和一般的睡眠安全建议一样，确保宝宝不会过热；确保宝宝没有被被单或枕头盖住的危险。不要让宝宝穿得太多，并检查室温是否合适。
- 床上一定要有足够的空间。如果睡不下三个人，那么其中一个大人可能需要睡客房。
- 检查宝宝有没有从床上掉下来的风险，并确保墙壁与床之间没有空隙。
- 避免让宝宝单独一个人睡在大人的床上，因为即使是非常小的婴儿，也可能动来动去，从而陷入危险的境地。

如果你仍然想跟宝宝睡在同一张床上

还有另外一个重要的原因：不推荐让孩子睡在大人的床上，是因为将来孩子可能不愿意和大人分开睡。虽然有些妈妈（以及爸爸，但一般比例不是太大）很乐意和孩子睡在一起，即便是几岁的孩子。但大多数的家长到了某个阶段，都想要单独过"夫妻两人的世界"。如果孩子已经养成了习惯，那么请做好心理准备，到时候你们夫妻双方可能需要达成共识，齐心协力，给宝宝进行睡眠训练。另外，为了夫妻关系，亲子同床的决定需要获得夫妻双方的同意。请确保你的另一半和你统一战线。

"我从不让孩子在我们的床上睡觉。有一部分是出于安全的考虑，更主要的原因是我不想将来孩子只能和爸爸或妈妈一起睡。这是我的床，这可不是孩子们的床。"

阿玛达 G

帮助宝宝在白天睡觉

宝宝因为生长发育的需要，需要比大人更多的睡眠时间。除了晚上，宝宝在白天也会睡上几个小觉。在 1 岁之前，甚至在 1 岁之后，白天短觉将会成为他们生活作息安排的一项重要内容。实际上，很多家长会发现，"白天睡得好，晚上也会睡得好"。宝宝如果白天睡好了，那么晚上也会更容易入睡。但如果宝宝白天没睡好，晚上睡前则会变得过于疲倦，反而容易闹腾，难以入睡。

老实说，宝宝白天要睡几次，什么时候睡，睡哪里，睡多久？这些问题都不由我们控制，都是宝宝说了算。大多数的宝宝都是想睡就睡，想睡多久就睡多久，尤其是在最开始的那几个月，因为宝宝的生物钟还没有形成规律，情况更是如此。到了后面，宝宝可能会养成按时睡觉的习惯，有时可能在喂完奶后，或者在摇篮、婴儿推车、安全座椅的轻柔摇晃中，安然入睡。

就像宝宝的进食习惯一样，宝宝的睡眠习惯一般也是在 3~6 个月左右逐渐变得有规律。那时，家长的生活可能会变得更轻松一点。宝宝每天都会在比较相近的时间点睡觉。但在那之前，除非你决心要遵循吉娜·福特的育儿建议，为宝宝建立严格的作息规范，否则只能让宝宝来主导睡眠的时间，他什么时候想睡，就让他睡。宝宝犯困的信号一般很容易识别，包括哭闹、发出呜咽的声音、揉眼睛、打哈欠、特别烦躁，等等。

"有时候就像打架一样。我一般确保他白天能睡上一个长觉，两个短觉，不然他就会变得过于疲倦，晚上反而睡不好。同样的原因，如果他午觉睡得太晚，晚上也会难以入睡。我们发现坐汽车，或者用婴儿推车带宝宝出去散步，并不一定有效，因为他对周围的环境更感兴趣。一般而言，睡觉时，把他包裹得紧一点，效果就非常好。"

克莱尔 F

宝宝白天要睡几次，睡多久

每个宝宝的体质和发育情况不同，具体睡眠情况会有所差别。宝宝在 1 岁之前，他们的睡眠作息肯定会发生几次变动，而且每天的睡眠作息也不尽相同，反正和家长原本制定的时间安排是大相径庭。不过，一般而言：

- 在宝宝出生后的前几周里，白天可能会睡好几觉，睡眠周期较长，但并没有什么规律；
- 宝宝到了 3 个月左右，睡眠作息节奏逐渐形成，白天大约睡 3 觉。
- 宝宝到了 6 个月左右，一般养成白天睡 2 觉的习惯。
- 宝宝到了 1 岁，以及 1 岁以上，一般中午睡 1 个长觉，睡的时间比较久。

那么，宝宝白天睡觉到底需要睡多久呢？一般情况下，最好也是让宝宝自己决定。有些宝宝白天睡好几觉，一会打个盹，一会又迷糊睡过去，但睡眠周期都很短，家长一般也没什么办法能让他们睡得很久。还有一些宝宝，他们一次就能香甜地睡上好几个小时，这样妈妈就有时间去做其他的事情。最好也不要打断宝宝，应该让他想睡多久就睡多久。唯一的例外是，如果宝宝白天午觉睡得太晚或睡得太久，影响到了他晚上的睡眠，那么你可以考虑将时间缩短一点，或者在下午 4 点后，就避免让孩子再睡午觉。

宝宝白天应该在哪里睡觉

白天睡觉的时候，让宝宝睡在自己的小床上，或培养宝宝有规律的睡眠作息，这些办法无疑都会让宝宝睡得更好。但另一方面，有些妈妈不愿意在宝宝睡觉的时候也被束缚在家里不能出去，于是，她们希望宝宝能开心地在婴儿推车或汽车安全座椅上睡觉，这样大人就可以挤出时间来，出去买东西，或者开车出去办事。到底该如何选择呢，这个应视个人情况而定（最好两种方法都让宝宝适应，这样你们的安排就能更灵活）。

"我刚开始让宝宝白天在小床上睡觉。最开始的那几天，这意味着我需要不停地哄他睡觉、唱歌给他听，等他睡着后，再轻手轻脚地把他放到小床上。但每次他的头一挨到枕头，就立马醒了过来。最后，经过我坚持不懈的努力，终于成功了。现在，这个方法就像魔法一样有效。我只需把他扔到小床上，他自己一个人在小床上，就开始开心地自言自语，然后慢慢地进入了梦乡。我认为，当他还是小婴儿的时候，养成了在床上睡觉的好习惯，这为将来奠定了良好的基础。"

海蒂 S

如何帮助宝宝睡整晚觉

对于新晋家长而言，宝宝能睡整夜觉就像中了大奖一样。但是，到底什么时候宝宝才能开始睡整夜觉呢？这个问题很难回答，因为每个宝宝的差异都很大。我相信，你们家孩子到了一定的时间，也会开始睡整夜觉。或者也可以采取一些坚决的措施，来锻炼宝宝睡整晚觉。不过，即使宝宝已经跨越了这个特殊的里程碑，将来仍会出现一些特殊情况，可能会让宝宝在夜间醒来，比如饥饿、出牙、度假或生病等。

关于睡整觉的概念，每个人的理解也是不一样的。虽然大多数的父母认为整夜觉指的是，应从晚上开始睡觉，一直睡到早晨，中间一次不醒；但育儿专家的观点是，连续性睡 6 个小时就算是睡整觉（这个目标更容易实现）。另外，"睡整夜觉"这种提法也是错误的，因为无论大人还是小孩，每个人在夜间总会醒来，在深睡眠和浅睡眠等不同的睡眠周期中，不断循环。差别在于：大人如果醒来，一般翻个身，嘟哝几声，然后又睡着了；可是婴儿一旦醒来，就需要进食或者安抚才能重新入睡，并且他们大声地哭闹，要求大人给他们提供这项服务。这时，宝宝的"自行入睡"能力就很关键。

"宝宝大约在 10 个月的时候，开始可以从晚上 8 点钟一直睡到早上 7 点，这真是太好了。可是，如果宝宝不舒服、长牙，或者心情不好的时候，他的睡眠还是会受到影响，那一晚上我至少需要起来 2 次（有时还不止），来哄他睡觉。"

克莱尔 F

不幸的是，睡整夜觉已经成为所有父母都在追求的"圣杯"。总有别人家的孩子比你们家更早开始睡整夜觉，而且这个消息一定会传入你的耳朵里。听到这些父母的炫耀，你心里嫉妒一下就好。打人真的不行哦，打人真的是不可以的哦。

妈妈团调查

> ### 你们的宝宝什么时候开始睡整夜觉？
>
> 大概在 9 个月的时候，宝宝开始可以睡整夜觉。我还以为这一天永远不会到来，每次听到其他的妈妈在炫耀，她们的宝宝从 3 个月开始就能睡整晚觉，我就想把她们掐死。
>
> ——妮寇拉 L

我们家的宝宝一直都是这个样子，每晚起夜的次数都差不多，有时是因为饥饿，有时是因为出牙，这样断断续续的睡眠状况一直持续到了18个月。慢慢地，你就习惯了，并且开始学会依靠咖啡来续命。

——海蒂S

从出院回到家的第一天开始，宝宝就能从晚上11点钟一直睡到早上5点钟。这还是最坏的情况。大概从6周开始，宝宝就能睡整夜觉，中途10点需要喂一次奶。宝宝到了3个月，就能从下午6点30分一直睡到早上7点。

——丽贝卡F

我们家的宝宝从3周开始，晚上只醒一次。但他一直就是这样子，没有任何改变的迹象。于是，我们在6个月的时候，尝试使用"哭声免疫法"的训练。一周后，他就开始睡整晚觉。

——瑞秋G

在11周的时候，她有一次睡了一个整晚觉。我当时想，太棒了，我们终于成功了。但是，这只是一个例外，以后再也没有发生过，一直持续到她1岁为止。

——简H

我女儿在8个月之前，很少能睡整晚觉。可是，我不停地听说，其他的宝宝在很早之前就能睡整晚觉了。现在回想起来，我当时不应该这么着急，因为我家女儿后来也睡得很好。

——莫莉F

怎样改善宝宝的睡眠

有很多方法可以帮助宝宝改善睡眠，让他们睡的时间很久，夜醒的次数更少。而且，还有些训练方法从宝宝一出生就可以开始实施。但我想说的是，如果你们不想这样做的话，那么这也不是必需的。很多家长已经接受了这一现实：养孩子就等于睡觉时间变少。他们乐意再等一等宝宝，让宝宝按照自己的节奏，逐渐养成良好的睡眠习惯。但如果你发现，你现在的眼袋比你家的购物袋还要大，或者你只是单纯地想改善宝宝的睡眠习惯，那么以下有几种方法你可以试一试。

"睡觉？那是什么东西！我家女儿就是一个'睡渣'。她如果躺在我们的怀里睡，那睡得可好了。但只要我们把她放下去，她立马就醒了。6个月之前，上半夜的时候她就贴着我老公的胸膛睡，而我就抓紧时间睡觉。到了下半夜，我的老公开始睡觉，而我在晚上剩余的时间里，就不断地哄她睡觉，想方设法让她去床上睡一会，这样我就能有时间休息一下。"

珍妮 C

培养"良好"的睡眠习惯

许多专家都建议，前几个月的时候，家长最好遵循"宝宝主导""顺其自然"的育儿方法。老实说，大部分的家长在刚开始的时候，常常是一脸茫然，也不知道应如何帮宝宝建立有规律的作息规范，所以专家的这个建议也很实在。并且，在出生早期，我们应尽可能地满足宝宝的需求。如果宝宝晚上醒来想喝奶，那么就给他喝奶；如果他想要抚慰，那么就满足他。不过，如果大人够狡猾的话，也可以在一开始就不知不觉地帮助宝宝养成良好的睡眠习惯，让他们能够更快地入睡且睡得更安稳，更少地吵醒大人。

- 教会宝宝分辨昼夜的差别。新生儿不知道白天和晚上有什么区别，因为他还没有形成内在的生物钟规律。在晚上喂奶的时候，灯光应调暗一点，保持安静，速战速决。但是在白天的时候，大人可以把窗帘拉开，帮宝宝换好衣服，带他到楼下去玩一玩，或者和他说说话。

- 一开始，就让宝宝习惯在自己的小床上睡。宝宝一般在吃完奶后，或是在大人的怀里，在轻轻摇晃中，很容易就睡着了。但从一开始，就应避免让孩子在大人的臂弯里入睡。有些宝宝真的特别讨厌被大人放下来睡觉。这也情有可原嘛，毕竟世界上很少有什么地方能比父母的怀抱更舒适。但是，请坚持让宝宝适应在小床上睡觉。坚持不懈，就一定会有回报。

- 尽量在宝宝还醒着的时候，就把他安顿到床上睡觉。因为这样做的话，可以帮助宝宝学会神奇的"自行入眠"的方法，这绝对是宝宝能否安睡一整晚的基石。

- 大人在宝宝身边不用刻意地蹑手蹑脚。让宝宝习惯在睡觉的时候，背景有一点声音和干扰。如果宝宝在入睡的时候，以及在睡眠过程中，总是需要安全安静的环境，那么你可能会发现这种状况很难一直维持。

- 经常带宝宝出去散步。新鲜的空气能够促进宝宝体内分泌"褪黑激素"，这是一种睡眠荷尔蒙。

- 为宝宝建立睡前程序。大人可能想等一切都尘埃落定，再开始帮宝宝建立睡前程序。但是在条件允许的情况下，请尽可能早地启动某种类型的睡前程序，这将会成为宝宝最好的睡眠习惯。

自行入睡：睡好觉的关键

为什么自行入睡很重要？

如果宝宝不需要喂奶，也不需要大人抱，就能在小床上自行入睡，那么这真的会让家长的生活变得轻松很多。到了睡觉时间，大人只需把宝宝放到床上，给他一个晚安吻，然后大人就可以开心地去追剧了。更棒的是，如果宝宝半夜醒来（确定宝宝不是饿醒的情况下），他不需要大人的抚慰就能安静地重新入睡。所以说，我大力推荐家长，应尽早开始培养宝宝自行入睡的能力。

怎样培养宝宝自行入睡的能力？

一般来说，在宝宝表现出有点困的时候，虽然疲倦但仍旧醒着的时候，就让他到床上睡觉。老实说，这说起来容易做起来难，尤其对于一个新生儿而言。在没有得到任何抚慰的情况下，宝宝可能就是不肯入睡。有时候大人还没来得及把宝宝放到床上，宝宝就在喝奶的过程中，或者在大人的怀抱中睡着了。这也没有什么问题，因为新生儿就是用来宠的。但请不要放弃，坚持尝试。如果宝宝总是在睡前最后一次奶的时候睡着，那么你们可以提早一点喂奶。还有另外一个方法，大人在把宝宝放到床上之前，轻轻地把他弄醒（这虽然听起来很残忍，但是如果宝宝困了，那么他很快就会再次睡着）。给宝宝时间练习自行入睡：如果宝宝在夜间醒来，开始哼唧，发出呜咽的声音，大人不要立即起身安抚，应给宝宝一点时间，看看他是否能够重新入睡。你可能会惊喜地发现，宝宝真的有能力自行睡着。

安抚物品是否有助于宝宝自行入睡？

这可能有效。宝宝很可能会把他们对妈妈的需求转移到某个安抚物品上，比如一个小毯子、安抚奶嘴，或者吸吮自己的手指或大拇指。如果宝宝能够开心地依赖一个有味道的旧纱布（先把纱布放到你的胸衣里，增加其对宝宝的吸引力），或者吸吮自己的手指，就能够睡着的话，对大人来说肯定是省了很多力气。但是，你不能强迫婴儿接受安抚物品：要不他喜欢某个物品，要不他就断然拒绝（即使你轻柔地把宝宝自己的大拇指放进他的嘴里，他可能还是会拿出来）。安抚物品是一个双刃剑，例如，在夜间宝宝找不到安抚物品，那么大人可能还需要爬起床来帮他寻找。而且，到了后期，你还需要面临帮助宝宝戒掉的麻烦。

宝宝不肯自行入睡该怎么办？

如果大人不在身边，宝宝就是不肯自行入睡，那么暂时你们也只能接受。为了帮助宝宝能够安稳地入睡，大人只好继续满足宝宝的需求，比如喂奶和安抚。等宝宝到了 6 个月，如果大人愿意的话，就可以开始运用"睡眠训练技巧"，教会孩子独自入睡。

"晚上我们开 LED 灯，灯光很柔和，刚好可以看得见。另外，我们发现睡袋太棒了，宝宝整晚都睡得很暖和。宝宝睡觉的时候，请尽量不要打扰他。尿不湿也不用换得那么勤，除非必须要换。给宝宝喂好奶、拍拍嗝，再抱一下后，在宝宝仍是清醒的状况下，把他放到床上睡觉。现在他已经习惯不用大人的协助，就能独自入睡。"

凯瑟琳 E

半夜喝奶："梦中进食"真的是一个好办法吗

很多妈妈发誓说，"梦中进食"真的是一个好办法，可以让宝宝睡的时间更长。这个理论来源于育儿大师特蕾西·霍格（Tracy Hogg）的"婴儿耳语"法，也就是说家长在晚上 10 点或 11 点睡觉时，首先将宝宝轻柔地抱起来，快速地给宝宝加一顿母乳或配方奶。最好在不吵醒宝宝的情况下，这样宝宝在睡梦中，或半睡半醒中，本能地就会觅食，张开嘴巴吸吮。显而易见，喂奶时最好保持光线昏暗，且周围环境保持安静。当宝宝肚子喝饱了，生物钟重新被设定后，大人再轻手轻脚地把他放回到小床上睡觉（没有必要拍嗝，宝宝在放松的状态下喝奶的话，一般不会吸入过多的空气）。接下来，就希望宝宝能睡上好几个小时，直接省略掉半夜两三点的那顿夜奶，这样大人就能睡个好觉。根据这个理论，宝宝过了6个月以后，或开始吃固体食物，大人就可以断掉"梦中进食"，那么宝宝就可以睡一整晚都不醒。

有些专家对"梦中进食"的理论持有怀疑的态度，他们认为这会打乱宝宝的自然生物钟。坦白说，将睡熟的宝宝吵醒，听起来也有点疯狂。而且，并非所有的家长都觉得这种方法很有效，有些说他们尝试了"梦中进食"，但宝宝就是不肯喝奶，或者即使喝了奶，但仍旧和往常一样，几个小时后再度醒来。值得一提的是，你可能需要坚持尝试1周左右，才能发现是否有效果。不过，"梦中进食"的方法确实拥有大量的倡导者。如果感兴趣的话，也可以试一试。

睡前程序至关重要

睡眠专家总是在说，良好的睡前程序有多么至关重要，它可以帮助孩子做好准备安然入眠。的确如此，专家们的意见是正确的。宝宝除了需要学会独自入睡之外，是否能安稳睡眠的第二个关键就是建立睡前程序。如果你和你的另一半偶尔也想要过"不被孩子打扰"的二人世界，睡前程序也能帮助你们早日实现这一目标（请相信我，即使你们现在没有这方面的困扰，将来可能就会有）。

"睡前程序是我真心相信的方法。睡眠是非常重要的，大人如果帮助孩子建立了良好的睡前程序，那么无论是现在，还是未来，对孩子都有很大的益处。不过，睡前程序在短期内不一定能马上看到效果。'洗澡——讲故事——拥抱——喂奶'的整套程序结束以后，7点钟你们把孩子放到床上睡觉，但刚开始可能并没有用。请坚持尝试，就算为了自己的理智也好。最终，你们一定会看到效果。"

丽贝卡F

晚安：睡前程序

- 建立规律的睡前程序，培养一系列的睡眠"积极暗示"。很快，宝宝就能意识到，洗澡、喝奶、换睡衣，就意味着白天已经结束，睡觉时间到了。

- 大人如果准备好了，就可以开始建立睡前程序，越早开始越好。不过，宝宝出生后的前一两个月里，宝宝的作息时间还没有形成规律，大人自己也还处于"尽力适应"的阶段，那么没有必要那么早就开始建立睡前程序，意义不大。

- 每晚固定睡觉时间，并且尽可能地坚持固定的睡前程序，即使你们不在家时亦应该如此，比如住在朋友家或在外度假。虽然有时会令人感到厌烦，但得到的回报一定是值得的。一旦你们建立好了睡前程序，偶尔还是可以保有弹性的空间。

- 在宝宝感到困的时候，就让他睡觉，晚上6~8点之间最为适宜，这个时间宝宝刚好有一点疲倦。不要等到宝宝过分疲惫的时候才让他睡觉。如果他困极了，反而很难放松下来睡觉。刚开始，睡觉时间也不需要完全一成不变，稍微提前或者推迟一点也都是可以的。

- 睡前程序的内容你们可以自己设计。最常见的内容包括洗澡、换睡衣、喝配方奶或母乳、唱歌或讲故事，然后关灯（但有些妈妈觉得洗澡不属于让宝宝安静下来的活动，而且也不需要每天洗澡）。尽可能在宝宝感到有点困了但仍旧醒着，还比较放松的状态下，把他安顿到床上睡觉。

- 睡前营造一种轻松愉快、安静祥和的气氛。将灯光调暗一点，房间保持温暖舒适。如果大人帮宝宝建立了"积极的睡前提示"，那么在未来很多年里，孩子都会因此而受益。

"我严格地执行睡前程序，简直就像军事管理一样。在双胞胎宝宝3个月的时候，我就开始执行这套程序。每晚6点半，我就给孩子们换好干净的尿不湿和睡衣，然后在光线昏暗的房间里给他们喂奶。拍好嗝以后，就帮他们穿好睡袋，然后放到小床上睡觉，无论他们是醒着还是睡着了。我很少需要返回去察看他们。我们很幸运，一切都是水到渠成，宝宝睡眠特别好。我想睡前程序绝对功不可没。"

丹妮 B

3 个月是一个转折点

3 个月一般是一个转折点。到了这个阶段，宝宝白天的睡眠和喂奶模式已经基本稳定，生物钟也已经能够区分白天和夜晚的差别，胃容量也增加了，所以宝宝晚上起夜喝奶的次数也相应地减少了。即使宝宝患有肠绞痛经常哭闹，影响到了宝宝的睡眠，但到了现阶段，情况也开始有所改善，或者很快就会好转。

虽然这样说，但有些宝宝过3个月，晚上仍旧是一两个小时就醒一次。你们家宝宝如果也是这样，那你们肯定感到很崩溃。事实上，过了3个月后，如果宝宝在白天摄入了足够的奶量，那么他们一般就可以从傍晚开始睡觉，一直睡到清早才会醒来，中间最多醒 1~2 次（很少有 3 次）喝奶。如果你每天晚上需要频繁地穿梭于大床和婴儿床之间，次数远远不止 1~2 次，那么你需要考虑采取某些措施，来改善宝宝的睡眠。现阶段，最好的做法可能就是，有意识地将每次喂奶的间隔时间拉长：

- 如果宝宝醒来，发出哼唧或呜咽的响声，大人先等一等，过一会再去安抚。
- 大人起床后，不要立刻给宝宝喂奶，先轻轻地拍一拍、抱一抱，为他哼歌，或者让他吸吮你的手指或安抚奶嘴。有时候，喝瓶水也能起到安抚的作用。
- 坚持这种延迟的战略，每次尽量将喂奶的间隔时间再延迟 15 分钟。一旦宝宝习惯了喂奶时间发生变动，那么他醒来的时间也会相应地改变。接下来，你可以将间隔时间再延长 15 分钟，然后再延长 15 分钟……
- 一旦宝宝戒掉了夜奶，那么就不要再重蹈覆辙。如果宝宝又开始醒过来，大人可以安抚他，但不要给他喂奶（如果你怀疑宝宝正处于生长突增期，所以特别容易饿，那么可以考虑白天让宝宝多喝一点奶）。

如果你觉得这个过程太麻烦了，那么你也可以采取睡眠训练方法，直接给宝宝断掉夜奶。但一般要等到 6 个月，确保宝宝不是因为饥饿才醒过来的时候，才可以帮他戒掉夜奶。有关睡眠训练的更多内容，请参看下文。

增加进食量有用吗

如果宝宝夜里经常饿醒（我们都希望不是这个原因），那么最直接的解决方法就是增加宝宝的进食量，比如：一直是母乳喂养的宝宝，可以考虑将睡前最后一顿母乳改成配方奶；或者如果宝宝已经 4 个月大，那么有些家长可能会在下午加一顿婴儿米粉，希望给宝宝"加满油"。

配方奶确实比母乳更耐饿，有些妈妈觉得喝配方奶后宝宝睡得更好。如果愿意的话，也可以尝试一下，但这种方法并不一定能够改善宝宝的睡眠，而且，也没有科学的依据证明这一点。固体食物也是同样的道理，给宝宝添加辅食，有可能会让大人多睡一会，但也有可能完全没用（同样的理由，如果宝宝曾经一度可以睡整夜觉，后来又开始在夜间醒来，这并不一定代表宝宝是饿醒了）。

贴士

但是，无论大人感到多么累，也不可以在宝宝 4 个月之前添加辅食。也不要在配方奶里添加麦片，或者增加奶粉的浓度，否则宝宝可能会变得超重、脱水，或者便秘。

撤销夜间服务

对于一个 6 个月大的健康宝宝而言，白天除了保证喝几顿奶以外，还需要添加固体食物。如果宝宝进食情况良好，但晚上还是习惯性地醒来 1~2 次，那么育儿专家会建议，这个阶段宝宝持续醒来并不是因为饥饿感在作祟，更可能是习惯使然，比如他们想要喝夜奶，或者希望大人给予安抚，才能重新回到甜美的梦乡。这是宝宝的需求，而不是需要。如果大人愿意的话，那么就可以拒绝满足宝宝的这种要求，直到让宝宝自己意识到，这项夜间服务已经停止了，他们还不如翻个身继续睡觉。

如果你们够幸运，宝宝在得不到这项夜间服务的时候，可能只是哼唧两声就结束了。简 H 决定要给女儿断掉晚上这顿母乳。"如果女儿醒来想喝奶，我的老公就走过去安抚她，轻轻地拍一拍。"她回忆道，"不过，我老公只坚持了两个晚上，我女儿就明白了晚上那顿奶没有了，从此她就开始睡整夜觉。"

"我们没费什么力气，女儿就顺利地度过了这个阶段。有一天，我感到不大舒服，于是，女儿醒来的时候，我没有立即起身去安抚她，我等了一会。5 分钟后，当我再去看她的时候，她已经沉沉地睡着了。这就是转折点，她不用我喂奶，也不要爸爸安抚，自己就适应了自主入睡。"

妮寇拉 L

但有些宝宝夜间醒来后，如果大人不给他喝奶，或者不将他抱起来安抚的话，他就会一直哭闹不停。在这种情况下，大人可能需要采取更强硬的措施，并持之以恒地执行下去，换言之，进行"睡眠训练"（如果宝宝还没有学会自主入睡的技巧，那么你也可以使用睡前训练方法）。

我再次重申一遍，如果你们觉得"拒绝给宝宝提供夜间服务"或者"训练宝宝自行入睡"并不适合你们的育儿理念，而且你们很乐意继续满足孩子的这种需求，或者想等到孩子听得懂道理的时候再实施，这都是可以的。怎样带孩子绝对是我们自己的选择。如果你们打算在宝宝的睡眠问题上，使用"宝宝主导"的育儿方法，请不要因为别人的看法而怀疑自己。宝宝按照自己的节奏，最终一定会睡整晚觉，中途也不会再把大人吵醒，但大人不得不接受的一个现实是，这个过程可能会很漫长！

"我的宝宝依赖喝母乳才能重返梦乡，所以导致他夜间总是醒来。我们狠不下心来对他进行睡眠训练，于是我只好屈服于宝宝的要求。最糟糕的是，这让我有一种深深的挫败感。每次当我遇见其他比我宝宝还要小的孩子，都说能睡整夜觉了，我的感觉就更糟糕。然后有一天，我突然意识到，我之所以感到沮丧，并不是因为睡眠不足，而是因为那种失败感让我受不了。我的宝宝发育得很好啊，于是，我感觉好多了。"

艾玛 H

同样的道理，如果缺少睡眠导致你白天无法正常运转，比如，你经常无故向你的另一半发火；或者你已经重新开始上班，但工作效率很差，你再也忍受不了夜间被孩子吵醒，那么是时候采取一些强有力的措施了。

睡眠训练

睡眠训练的方法有多种多样，但大多数都是以下两种基础训练方法的变体：

* "温和"或"无泪"的训练方法，指的是大人可以坐在宝宝的附近，让宝宝感到安心，以免宝宝过于烦躁，但不要满足他夜间喝奶的要求，也不要将他抱起来安抚。
* 更严厉的"哭声免疫法"，指的是大人离开房间一段时间。

温和的睡眠训练方法更费事，也更烦人，一般也需要经历更长的时间才能看到结果，大约需要几周或更久。但如果你无法忍受另一种训练方法，你会觉得这些辛苦都是值得的。"哭声免疫法"一般需要一到两周，有时只需几个晚上就能成功，但它并不适合心软的父母。而且，有些育儿专家也不推荐这种方法。有一种育儿理论认为，让孩子哭泣太久所引发的压力荷尔蒙，有可能会对孩子情绪的发展造成长久的伤害。不过，如果你打算采用"哭声免疫法"，也不要感到担心，这一方法仍旧受到很多睡眠大师和医疗专家的认可。大家在下文可以找到关于这两种睡眠训练方法的具体指导。

"我有一个朋友，她在儿子6个月大的时候，进行'哭声免疫法'的训练，从此，孩子晚上睡觉再也没有将大人吵醒！但即使如此，我自己还是狠不下心。"

阿勒克斯 G

到底应采取哪种睡眠训练方法呢？大多数时候，这还是取决于家长的倾向。如果你们选择这条道路，请确保这是你、你的另一半，以及你们的宝宝都能接受的方式。并且，请事前做好调查工作，多打听，多了解，大家推心置腹地谈一谈。莫莉 F 说得很对："我们需要记住的是，每个孩子都是不一样的，每个父母也是不一样的，尽量选择一个符合你们行事风格的育儿方法。如果你们选择的育儿方式与你们的原则背道而驰，那么它就不会成功。"

贴士

如果你们财力充足，那么还可以聘请一名专业人士来帮忙。睡眠诊所或者睡眠专家的服务可能需要你们破点财，但是他们很专业，绝大多数都能改善你们的状况。值得一提的是，还可以向卫生随访员咨询，你们所居住的区域是否有英国全民医保机构所管辖的睡眠诊所。

一般而言，大多数家长采取睡眠训练方法成功后，都会说"这是他们做过的最好的事情""他们从未后悔过""孩子从那以后一直睡得很棒"，等等。我的亲身经验也可以作证，我给两个孩子都进行了睡眠训练。我们当时

用的是"哭声免疫法",不过我对此确实有点担忧,而且现在如果让我再来一次,我可能会选用更温和的睡眠训练。但它的确有效,我们两个孩子到现在一直都睡得很好。不过,有些家长在执行睡眠训练时,遇到挫折就放弃了:到底是因为训练过程中有什么地方做得不到位,还是因为坚持的时间不够久,我并不能确定。

睡眠训练之前,请确保你们满足以下几个条件:

- 宝宝已经6个月大了,固体食物吃得很好,而且白天定期喝几顿奶。这样,你们就能确定宝宝夜间醒来不是因为饥饿。
- 找准时机。确保宝宝身体健康,且没有任何身体不舒服。比如,不要在宝宝长牙齿、感冒、出尿布疹,或其他任何特殊的情况进行睡眠训练,因为这些情况会让宝宝烦躁不安,夜间也更容易醒来。也需要避开某些特殊时期,比如:妈妈重返职场开始工作,导致宝宝产生"分离焦虑",这些都会干扰到宝宝。妈妈自己的状态也很重要,你也需要坚强的心脏才能坚持下来。如果睡眠不足影响到了妈妈的情绪健康,那么可能就没有必要再等下去。在此期间,如果妈妈或者夫妻双方能请假,那就更好。
- 事前做好准备。首先做好调查,清楚地了解你们所选择的训练方法包括哪些内容,以及具体有哪些实施的方法。
- 睡眠训练需要团队的合作才能取得成功。确保你的老公完全同意你的观点。如果你是一名单亲妈妈,那么按照实际情况,选择更适合自己的方法,或者找一个朋友帮忙。如果你打算让宝宝在夜间戒掉母乳,可以找一个"同党"帮忙。这绝对是一个好主意,因为宝宝只要闻到妈妈身上的乳汁香味,就可能会拒绝合作。
- 如果你们家墙壁的隔音效果不好,请预先和邻居打一声招呼。
- 首先,帮助孩子养成上文所提及的其他睡眠习惯,比如:营造安静、舒适的睡前程序；白天养成良好的睡眠习惯（切记，下午如果孩子睡得太晚，或睡得太久，可能会影响他晚上正常入睡）；并且，在宝宝醒着的时候，就把他放到床上睡觉，培养他自主入睡的好习惯。

- 下定决心，持之以恒。只有家长做好准备，全力以赴，坚持到底，睡眠训练才能取得成功。

具体实施方法：哭声免疫法

- 如果宝宝醒来在哼唧，或呜咽变成小声哭泣，不要理他。

- 让他哭 3~5 分钟，然后到他的小床边察看一下。小声地和他说话，给他安抚，让他知道大人就在旁边，但逗留的时间不要超过 1~2 分钟。在有些训练方法中，大人也可以用手轻轻地拍一拍孩子，但一般而言，建议不要和孩子有肢体接触。

- 大人离开房间，慢慢地延迟离开的时间。然后再去察看孩子的情况，短暂逗留后再离开。如果你受不了孩子哭泣，那么去另一个房间，或做其他的事情，或者把脑袋埋在枕头底下。

- 延长察看孩子的间隔时间，但每次的间隔时间不要超过 10~15 分钟。

- 坚持不懈，宝宝最终就会睡着。第二个晚上继续，直到孩子意识到哭泣是没有用的，大人不会屈服。

- 如果宝宝的哭泣实在让你受不了，你决定今晚放弃，发誓明晚再战，或者你可以考虑换一种睡眠训练方法。

具体实施方法：温和的"无泪"法

- 如果宝宝醒过来哭着要你，那么走到他的身边，坐在婴儿车旁边的椅子上，和他说说话，让他知道你就在身边。

- 如果宝宝一直哭或者哼唧，继续和他说话，安抚他。在有些变体的训练方法中，你还可以选择给宝宝一个吻、抚摸，甚至快速地抱抱他。但一般而言，建议大人不要和孩子有肢体接触，甚至不要和宝宝有眼神交流。换言之，你虽然在身边，但是不满足孩子的要求。

- 坚持不妥协，直到宝宝睡着。过了几晚以后，把椅子搬得离婴儿床再远一点。

- 接下来的几个晚上，继续将椅子搬得再远一点。最后，你可以坐在房门旁边，或者在门外面坐着。理论上，到了那时候，宝宝就明白了，他毫无选择，只能自行入睡。

早醒的问题

每天早上 5:30，你们是不是就被宝宝就吵醒了？这恐怕是一个相当普遍的问题。虽然宝宝需要大量的睡眠，但他们的睡眠需求也是有限度的。如果宝宝晚上 7 点钟开始睡觉，而且白天也睡过几觉，那么他每天在这个不合适的时间醒来，也不奇怪。你可以将宝宝的早醒当作夜间醒来一样处理，采取一样的方式（无论是喂奶，抱抱，把他放到大人的床上，不理他，或者使用睡眠训练技巧都可以，这取决于宝宝的月龄以及家长的育儿方法）。不过，你也可以尝试下文建议的方法。但更可能的情况是，宝宝的睡眠额度已经封顶了，他已经准备好起床迎接新的一天。

"我儿子有一段时间起得特别早，但现在不会了。我相信，这应该是因为我们绝不姑息！我们不停地把他放回到小床上睡觉，我们绝对不同意在早上 5 点，或其他任何早得离谱的时间起床。"

丽贝卡 F

145

鸡鸣即起：如何解决早醒的问题

- 遮光窗帘。有些家长发誓说，这可以避免清晨的阳光投射进来，可以让家长多睡一两个小时。但有些家长说最好让孩子适应在任何一种情况下都能睡着。

- 让宝宝等待。不要急着去看宝宝。很多宝宝醒来后，都很愿意在小床上自娱自乐一番。如果大人采取这种延迟战略，那么就可以多获得几分钟的休息时间。也可以考虑每次将宝宝等待的时间再延迟几分钟，直到最后能达到比较长的时间。

- 购买质量好的尿不湿。很多宝宝早上醒来，都是因为尿不湿需要更换。尽可能地购买吸水性最强的尿不湿，这可能会有所帮助。

- 晚点让宝宝睡觉。如果你愿意用晚上大人的独处时间和早起交换，那么这个方法可能有用，特别是如果你采取长期的策略，慢慢地、循序渐进地调整时间安排（但这种方法不一定有效，有些宝宝不管睡得多晚，第二天还是很早醒来）。

- 宝宝白天睡觉的时候，到了时间就将他叫醒，控制他白天的睡觉时间。同样的道理，这种方法也不一定能让宝宝在夜间睡得更久，但还是值得一试。

- 和你的另一半轮流在"清晨"值班。月龄大一些的宝宝，可以给他一些玩具；或者泡一大杯茶，懒洋洋地坐在沙发上，把宝宝放到电视机前（有些精力充沛的妈妈说，可以利用这个时间将家务活干完）。

- 提醒自己，这只是暂时的。随着时间的推移，宝宝白天睡觉的时间会变得越来越短，起床的时间也会慢慢变得正常（不过，到了那个时候，你可能又会被第二个宝宝吵醒，但那又是另外一个故事）。还有一句老话，现在父母担忧宝宝醒得太早，将来有一天，父母还需要想办法将孩子叫醒，以免他上学迟到。另一方面，还有一些宝宝一直都起得很早，这种情况一直持续到童年期。不过，到了那个时候，他们至少能够自己找乐子打发时间，而大人就可以睡到自然醒。

第六章

宝宝生长发育

　　宝宝 1 岁之前，是生长发育最快、最明显的一年。家长们都急切地期盼孩子能早日抵达这些发育的里程碑。如果孩子到了时间达到了该阶段的发育指标，那么家长就能长舒一口气。在本章，我将会粗略地介绍 8 个最重要的发育里程碑，以及宝宝可能抵达的时间。不过，大家也无须过度担心这个问题。通过和许多妈妈的交谈，我发现，生长发育图其实对所谓的"正常范围"并没有一个清晰的界定。即使宝宝现在似乎"落后"于一些你认识的宝宝，但这并不能代表宝宝将来成就的大小，也不能反映家长育儿技巧的好坏。实际上，大多数的宝宝到了一定的时间，自然而然就什么都会了。至于具体什么时候，这个问题真的不重要。事后回想起，我可以很负责任地告诉你，曾经那些看起来很重要的事情，比如宝宝第一次笑、第一次开口说话、迈出的第一步，最终都会成为某个遥远而美好的回忆。

　　"不论是去参加妈妈俱乐部还是宝宝俱乐部，宝宝的发育情况总是第一个被提及的话题！我儿子绝对是属于中等水平的孩子：他 6 个月会坐，8 个月开始爬，但走路让我很操心，即使这样，他学会走路的时间也差不多符合'正常'的临界值。我现在意识到，宝宝不可能一下子就将所有的本领学会，我们不要给宝宝（给自己）那么大的压力，不要逼迫他们快速地掌握一切。"

拉若 S

如何促进宝宝的生长发育

如果家长真的很心急，那么在本章我也收录了一些如何促进宝宝生长发育的要点。实际上，只要大人经常陪宝宝说话、玩耍，抱抱他们，也就是逗宝宝开心（我相信大家一定也是这样做的），那么宝宝的发育在玩耍中就得到了提高。家长并不需特别花钱购买昂贵的玩具或者傻兮兮的DVD，来促进宝宝的生长发育。妈妈只要多陪宝宝一起玩、一起闹，这比什么都更重要。妈妈和孩子们一起玩盘盘罐罐，或者揉成一团的杂志，就可以提高孩子的能力，这和所谓的唱歌跳舞活动课一样有效。至于婴儿健身课、音乐运动课等，绝对不是必须要上的课程。如果你们对这些不感兴趣，或者负担不起，那么就完全没有必要参加。不过，事实证明，这却是让妈妈走出家门、结交朋友的好办法。

哪个宝宝最聪明：促进宝宝生长发育的注意事项

- 不要过度刺激宝宝。他也需要大量的时间放松。如果感觉他累了，或者变得易怒，那么请停止这些"坐立时间"。

- 让宝宝主导。在宝宝还没有准备好，肌肉发育还不够强壮之前，不要尝试以下方法。因为影响的因素有很多，家长需要自行评估孩子是否已经准备好了。

- 把这些活动视作是和宝宝一起玩耍的机会，而不是单纯考虑"促进宝宝的发育"。在整个过程中，妈妈和宝宝应该都觉得很愉悦，所以请多和宝宝说话、微笑、唱歌。只要宝宝觉得不好玩了，就立即停止。

* 密切做好看护工作，尤其是当宝宝趴着，或者用垫子支撑坐起来的时候。

贴士

如果宝宝早产，切记要按照预产期来调整宝宝的实际月龄。一般来说，你需要按照调整之后的月龄（宝宝本应出生的日期）来评估其发育状况。

微笑

一般发生于：宝宝 1~3 个月之间，虽然有些家长确信很早以前就见过宝宝微笑，不过宝宝"放屁"的时候也会导致一种类似于微笑的生理反应。

怎么帮助宝宝早日微笑呢？

* 尽可能地多朝宝宝微笑。就这么简单。

头部控制

一般发生于：1~3 个月的宝宝开始学会控制头部，但刚开始的时候还是摇摇晃晃的。在 4~8 个月之间，宝宝一般可以熟练地控制头部，肌肉已经有力量，可以坐起来，或者借助于某种支撑物坐着。

怎么帮助宝宝提高头部控制能力呢？

* 家长可以让宝宝在自己的大腿上趴着。

* "肚皮趴着时间"：只要宝宝准备好了，一般从 1 个月后开始，让宝宝趴在地板上，或者趴在你的胸前。如果他的肌肉有了足够的力量，他就

会将头稍微抬起来，向四周看。后期，他能以手肘撑着抬起来头，头部抬得更高，有点像迷你版的俯卧撑。

- 从 3 个月开始，等宝宝的颈部肌肉的力量变得更强壮一点，你可以拉着宝宝的手，帮他从躺的姿势，轻轻拉成坐的姿势。然后让他躺下，再继续拉起来。

翻身

一般发生于：3~9 个月之间。宝宝可能先学会从俯卧翻到仰卧，因为这样做更容易。一旦宝宝掌握了如何翻身，他们可开心了，自此，新世界的大门逐渐打开（不过有些宝宝根本就不会翻身）。

怎么帮助宝宝学翻身呢？

- 让宝宝躺在地板上，旁边留有足够的自由空间，让他练习翻身。
- 试着在宝宝可以够到的地方放一些有趣的东西，引诱他翻身去获取。

贴士

宝宝一旦开始学会翻身，那么宝宝就有移动的能力。因此，大人要提高警惕，确保宝宝身边没有危险的障碍物。最好永远不要让宝宝独自一人待在高处，尤其宝宝几个月大后，可能在某一天突然就学会了翻身。

独自坐稳

一般发生于：4~10 月之间。宝宝学会坐是一个非常有趣的进步，因为这意味着宝宝可以坐在高脚椅里。

怎么帮助宝宝学坐呢？

- 如上文，让宝宝坐在大人的腿上，帮他从躺的姿势拉成坐的姿势；多让他趴着。

- 用垫子支撑宝宝，让他靠着坐起来（需非常小心）；或者让他坐在学坐椅上，或充气圈里（一般也需要塞一些垫子，以提供更好的支撑）。

爬

一般发生于：6 个月 ~1 岁。宝宝一般先学会向后爬，然后再学会往前爬。还有些宝宝根本不爬，他们更喜欢用腹部支撑匍匐前进，向前拖动身体；或者像熊一样，四脚着地向前行。还有少数一些宝宝直接跳过这个阶段，从坐直接就开始站起来，扶着物体四处移动。

如何帮助宝宝更好地爬行呢？

- 鼓励宝宝多趴，加强他的肌肉力量。

- 将一个有趣的物品放在宝宝正好可以够得着的地方，引诱他往前爬。

抓握

一般发生于：从 4 个月开始。到了 9 个月或者 10 个月，宝宝可以发展到双手握住一个物体。一般要到 1 岁才会"桡指抓"（用拇指与食指指尖捡起很小的物体）。

如何帮助宝宝提高抓握能力呢？

- 确保给宝宝提供很多安全的小物体，让他练习抓握。刚开始，固定在宝宝上方的摇铃、婴儿健身架，或者任何悬挂的玩具都可以，宝宝会不停地用手挥舞和击打。

- 玩游戏，比如：将物品捡起来，再放进容器里等。

- 如果宝宝准备好了，那么可以在正餐和零食时间，给他吃合适的手指食物。

站起来、扶着走、自己走

一般发生于：从 5~6 个月开始学站，但仍需要依靠大人的支撑。在早期，大人通过扶紧宝宝，让宝宝借助自己的重量，上下弹跳，来训练其站立的技巧以及强壮的腿部肌肉。8 个月 ~1 岁之间，一般可以扶着东西站起来。接下来，可以扶着东西四处移动，比如抓着家具，或抓住离他们最近的大人的膝盖，站起来扶着走。最后是独立走路。虽然有些宝宝 1 岁之前就开始走路，但大多数的宝宝都是在 13~18 个月的时候独自走稳。

如何帮助宝宝更好地站立呢？

- 在家里给宝宝提供足够大的、安全的探索范围。让宝宝光脚走路，这不仅能让宝宝的脚趾更牢固地抓住地面，还有助于宝宝保持平衡。如果宝宝想爬楼梯，或者扶着支撑物在房间里四处移动，大人应给他足够的自由（当然，大人需要在旁边密切看护）。

- 给宝宝推拉玩具，确保抓握的地方要牢固，比如有轮子的推车。

- 宝宝练习走路时，大人应抓紧宝宝的手。

- 站在宝宝的前面，双手向他张开，朝他微笑鼓励。

- 如果宝宝有学步车或学步带，请丢掉或尽可能少用。专家怀疑这会影响宝宝走路。

说话

一般发生于：2~3 个月的宝宝开始发出呜呜、咯咯的声音，3 个月~1 岁之间发展到咿咿呀呀学说话（重复地将辅音和元音连起来）。"妈妈"和"爸爸"是宝宝最早会说的词语，因此很多家长以为宝宝学会了他们的名字，其实并没有。有少数宝宝在 1 岁之前，就能够说出有意义的单词（或试图说单词），但大多数的宝宝都是在第二年，一般在 18 个月大的时候学会说话。

如何帮助宝宝更好地说话？

- 只要有机会，就尽可能地和宝宝说话，但有时请把嘴巴闭上，让宝宝有机会对你说话。从宝宝很小的时候就开始训练：如果宝宝发出咕咕、呜呜的声音，你也加入他。认真地倾听宝宝说话，然后给予回应。

- 大人对孩子讲话时，避免使用儿语。大人可以说得简单一点，但请使用真实生活中的词语，而不是胡编乱造的词。

- 大人在说某个单词的时候，同时使用肢体语言辅助表达，比如动作或手势。这有助于宝宝更好地理解单词的意思。有些妈妈深信，手语是一个和宝宝沟通交流的好方法，并且有助于提高宝宝未来的表达能力。如果感兴趣的话，可以查询相关的手语课程。

- 给宝宝多唱歌，读故事，以及重复地吟唱儿歌，这些方法都有助于宝宝更好地学习语言。

如果家长担心宝宝发育落后，应该怎么办

有时候，家长对此感到担心，但大多数情况下，这种担心都是多余的。

孩子只是按照自己的速度，慢慢地朝着那些里程碑迈进。与此同时，如果真的有事情在困扰着你，也不要觉得不好意思开口，你可以打电话咨询卫生随访员或者预约医生，让自己安心。的确，在一些案例里，发育落后有可能意味着某个重要的问题。因此，如果宝宝到了1岁，还不具备以下这些本领，请联络卫生随访员或医生：

- 不能独立坐。
- 不能以某种形式在房间里移动。
- 不能用手抓大件物品，不能用拇指和食指抓小的东西。
- 不会咿咿呀呀说话。

与此同时，尽量不要拿自己的孩子和别人家的孩子比较。如果有帮助的话，和其他妈妈聊聊天，或者登录某些育儿论坛，你会发现所谓的"正常发育"实际存在着非常大的差异。但是，请远离那些爱炫耀的妈妈们和发育过快的宝宝们。我们才不需要和他们攀比！

"在别人的刺激下，我开始担心起女儿的发育状况。有些妈妈特别喜欢炫耀自己的孩子，我不自觉地开始和她们攀比。我偷偷摸摸地将还不会坐的女儿，用垫子支撑坐起来，还撒谎女儿翻身多么好，爬得多么棒！其实，宝宝在8个月之前，还不能独立坐稳；直到1岁，才学会爬；18个月的时候，还不会说话。但现在我的心态很放松，因为我明白，她最终总能学会。"

莫莉 F

妈妈团调查

你担心过宝宝的发育里程碑吗？

我尽量不和她们攀比。可能等你有了第二个宝宝，你才会意识到，每个宝宝的发育节奏都是不一样的。只有等宝宝准备好了才可以，因为每个宝宝都是不一样的。

——丽贝卡 F

我对一切都泰然处之，顺其自然。我让我的双胞胎想干什么就干什么，准备好了再开始。6个月大的时候，其中一个宝宝能扶着东西站立，还有一个宝宝在大人的支撑下，两条腿还弯曲得像青蛙一样。

——丹妮 B

宝宝比正常的发育标准落后了 3 或 4 个月，可能是因为他生病了，住了很长一段时间的院。是的，我真的很担心。学会放松是对的，但也不能放松警惕。妈妈的直觉很重要，如果有任何的担忧，不要害怕说出来。

——克莱儿 F

我们家很懒散。她不愿运动，10 个月的时候才勉强会爬。但我尽量不拿她和其他的孩子比，因为宝宝的差别真的很大。

——查理 C

我儿子比一般的孩子发育得要慢一些。他 7 个月开始能坐，10 个月会站，11 个半月才会爬。开始，我忍不住担心宝宝是否发育落后，但最后我明白，要相信自己的直觉。把所谓的育儿宝典撕掉，放松放松！

——露丝 D

我第一个宝宝到达所有的发育里程碑的时间都有点晚。但我一点也不担心。我的孩子发育有点慢，我妈妈的孩子发育也有点慢。但我们后来都没有问题，无论是说话，还是走路都很正常。

——阿碧 M

分离焦虑

大概从 6 个月的某个时间段开始，只要你不在身边，即使你只是离开房间去泡一杯茶，宝宝就会开始剧烈地哭闹，这个问题叫作"分离焦虑"，是一种很普遍的现象。为什么会发生分离焦虑呢？心理学提供的解释有点复杂，他们说宝宝发展到了一定阶段，他开始理解"客体永久性"的概念，即：他开始明白，某个人或物体即使从他的眼前消失，这个人或物体仍旧会继续存在；但这个人或物体消失后，也有可能会不再回来。因此，宝宝因为担心你不再回来，而感到特别伤心。

"我女儿大概在 9 个月的时候，第一次体验分离焦虑，后来我就没法把她放下来。我老公说这种情况大概持续了 3 周，但在我看来，好像有 6 周那么长。我如果去上厕所，或者去厨房，她就开始尖叫。如果我把女儿给我老公抱，她也开始尖叫，把她交给其他的人抱，她也是又踢又哭。我只好用亲密背巾，一直把她背在身上，因为只有这样，我才有时间去做其他的事情。

她这个月龄，这个体重，我的背都要断了。"

查理 C

分离焦虑只是一个暂时的阶段，一般最多持续 1~2 个月。在此期间，你只好习惯宝宝一直"黏着你"，成为你永远的附件。如果你不得不将宝宝从你身上扒下来，他可能会又哭又闹。当然，你也可以帮助宝宝明白，"物体永存性"不一定是件不好的事情。可以试试简 H 推荐的一种简单的方法。"我们女儿 10 个月大的时候，开始出现分离焦虑，我们就经常陪她玩躲猫猫的游戏。"她回忆，"我会躲起来，然后过一会再重新出现在她眼前，这样她就能明白，即使我离开了房间，我还会再回来。"

当然，如果宝宝已经习惯了把你当成是世界上最重要的人，那么你把他交给保姆、托儿所，即使是他的爸爸，他也会又哭又闹。这个解释很简单：他非常爱你，他只是不想你离开而已。不过，无论是哪种原因造成了分离焦虑症，这都是一件很痛苦的事情，可能会让很多妈妈加大重返职场的难度。但是，请放心，宝宝以后总会适应和你分开。过了一阵子，他就不会因此而感到难过。实际上，大部分保姆和托儿所的阿姨都说，一旦妈妈离开，孩子就会停止哭泣。所以你最好的做法就是挺起胸脯，坚强一点（如果妈妈也哭的话，那么宝宝肯定也会哭），并且离开以后就不要再回头。最终，宝宝离开你也会没事的（反而妈妈心中可能有一点不愿意宝宝这样做哦）。

"我们家宝宝的分离焦虑反反复复，一会好，一会又发作。在发作的时候，我想大人只能顺应自然，因为可以做的也不多。如果宝宝想要你，那么尽量陪在他的身边。如果你不能陪在他的身边，那么和他们说再见的时候，尽量做到简短直接，而且每次告别程序都一样，那么效果可能会好一些。"

丽贝卡 F

第七章

健康和安全

宝宝的健康和安全永远是父母最关心的头等大事。像肠绞痛和便秘这种常见的症状，有可能会让宝宝的生活（以及家长的生活）变得天翻地覆。另外，我们还需要了解，现阶段宝宝有哪些易发的小病小痛需要注意。另外，万一发生什么严重的病情（但愿这样的事情不会发生），大人需要知道该怎么处理。当然，在宝宝的第一年里，家长还需要给家里安装安全防护，让宝宝能够在家里安全、自由地探索。因此，接下来，我们将介绍一下有关宝宝健康和安全的重要知识。

宝宝肠绞痛应该怎么办

肠绞痛并不是一种病症，这只是医生用来描述健康的婴儿在没有明显原因的情况下不停地哭闹，而且无法抚慰的一种常见现象。当然，所有的婴儿都喜欢哭，因为这是婴儿表达需求的一种方式，但是肠绞痛的宝宝会持续哭闹几个小时，而且还会阵发性发作。无论大人怎么安抚宝宝，他们就是不停地哭闹。我的两个孩子都患有肠绞痛，那段日子似乎暗无天日，无休无止（其实事后回想起来，可能也就是 1~2 周而已），所以我对此绝对深有同感。

肠绞痛一般从宝宝出生后的几周开始，到了3或4个月后就会停止（最多6个月）。肠绞痛随时可能发生，但一般在傍晚的时候最严重。无论是母乳喂养的孩子，还是喝配方奶的孩子，都可能患有肠绞痛。

"最糟糕的就是晚间的哭闹。她像闹钟一样准时，每天从下午5点开始哭闹，一直到晚上9点才结束。我以为这日子看不到尽头，但可能只持续了几周而已。"

乔W

宝宝会痛吗

通常，宝宝哭泣的根源似乎是因为不舒服或疼痛。家长可能注意到，宝宝在哭的时候，双腿向上蜷起，或者小脸涨得通红。但有时，宝宝的哭闹似乎毫无理由，甚至连专家也承认他们也摸不着头脑。因此，大家对此并没有统一的解释，现在只有几种理论而已，其中最主要的理论就是，这是由于婴儿的消化系统发育不成熟，以及短期内对牛奶不耐受，简而言之是肠胀气引起的不适或疼痛造成的（这就解释了为什么婴儿在哭泣的时候，脸会涨得通红，双腿向上蜷起的原因，而且宝宝放了一个大屁以后，通常会有所缓解）。但还有其他的一些学派。有些说这是因为新生儿从妈妈的子宫来到这个陌生的世界，受到了过分惊吓或者过分刺激所造成的（这解释了为什么肠绞痛经常在傍晚发作，因为经历了漫长的一天，宝宝终于受不了）；还有人说肠绞痛是因为分娩中对宝宝头部的压迫所引起的剧烈头痛。还有一个观点是，这个更多是心理的原因——婴儿"接收"到主要照料者的紧张和压力（是的，就我自己而言，很有可能是这个原因）。

"我儿子肠绞痛很厉害。我很确定是因为肠胀气所导致的，显然，他没法将吸入肚内过多的空气排出去，因此他不停地尖叫。于是，我常常让他躺在我的腿上，我一只手抓住他的双腿，尽量朝他的臀部往前推。我的另一只手则按摩他的肚子，因为他的肚子总是在胀气，直到他将肚子里的空气排一些出去。另外，每次喂奶后，滴两滴二甲硅油效果也很好。"

瑞秋 G

肠绞痛和睡眠

大人很可能会发现，肠绞痛意味着在这段时期里宝宝的睡眠习惯将被打乱。我们不仅无法帮宝宝建立任何良好的睡眠习惯以及睡前程序，而且如果宝宝在夜间醒来，也会变得很难再次入睡。家长们为了哄孩子睡觉，想尽了各种办法，有时候，这就意味着养成了许多不好的睡眠联想习惯，比如：我听说有些宝宝喜欢在车上睡觉，绝望的家长就一直开着车；还有些家长每天花几个小时，不停地轻摇、轻晃、拍打哄宝宝睡觉。虽然我们知道这并不是理想的做法，但就目前来看，这似乎是唯一的解决方法，那么我们也别无他法，只好依赖于任何一种可能有效的方式。等后面一切都稳定下来，我们再来想办法纠正这些坏习惯（参见第五章）。

肠绞痛的治愈方法

我想，这个标题可能有点不对，因为肠绞痛并没有治愈的方法。家长只能尝试各种方法，尽量地安抚宝宝，尽可能地让宝宝平稳地度过这段时期。常见的缓解方法有：

最好先咨询医生，确定宝宝是否真的患有肠绞痛。医生首先需要排除其他的可能性，比如：食管反流或者过敏。如果宝宝的哭声比任何时候都要厉害，而且一直无法安抚，尤其是还伴随着其他令人担忧的症状的话，那么大人需要警惕，最好立即带宝宝去医院。

小宝贝，乖乖睡：肠绞痛缓解方法

* 轻柔地顺时针按摩宝宝的肚子，或者将他的膝盖朝胸部推，并让他的双腿在空中画圈圈。

* 把宝宝抱在怀里，轻轻地摇晃或摇动，或者抱着宝宝上下楼梯。

* 用婴儿推车或亲密背巾，或开车带宝宝出去。

* 购买一个摇篮或摇椅。有些家长说这真的很好用，但缺点是，宝宝可能会对此形成依赖，缺了它就无法入睡。

* 给宝宝放一点舒缓的音乐，或者让宝宝听洗衣机或吸尘器的响声。白色噪声对某些患有肠绞痛的宝宝特别有用。

* 在宝宝嘴里放个东西——如果是母乳喂养，给他吸吮乳房。如果不是母乳喂养，可以考虑给宝宝提供一个安抚物品，如安抚奶嘴。

* 确保每次喂奶后，给宝宝拍嗝。

* 如果用奶瓶喂，把奶瓶竖起来，确保瓶颈一直充满奶水，这样可以避免宝宝吞入过多的空气。也可以尝试市面上"预防肠绞痛"的奶瓶或奶嘴，通常是通过控制或减缓牛奶的流量，以免宝宝喝得太急而吸入过多的空气。如果是母乳喂养，确保宝宝喝到足够的后奶，而不是光喝前奶就饱了。

* 哺乳妈妈应注意平时的饮食。对于敏感的婴儿而言，据说有些食物容

易引起宝宝肠绞痛。妈妈可以试着将这些"罪魁祸首"从日常饮食中去掉，试试看是否有用。配方奶喂养的宝宝可以试试"容易消化"的配方奶。

- 试试花茶疗法。据说甘菊、小茴香和薄荷茶能缓解肠绞痛，用茶勺喂给宝宝；或者将它们稀释后再喂。哺乳的妈妈也可以试着喝一杯。还可以从药剂师里购买止痛水（Gripe Water），里面含有小茴香的成分。虽然这个疗效还未经证实，但很多家长都说很有用。

- 可以看一些非处方药，比如西甲硅油滴露和丹丁诺，这两种药剂都含有一种叫作西甲硅油的成分，据说能有效地缓解婴儿胀气。或者乳糖酶滴剂，可用来治疗消化不良。

- 可以试试"整骨疗法"。这些都属于"另类疗法"，并不属于医保的范围。如果你想尝试的话，可能需要私人出钱。不过，它拥有很多正面的逸事报告。

"我们带儿子去一个'整骨疗法'专家那里治疗肠绞痛。我们很幸运，第一次治疗是免费的，让家长先试试看效果，再决定要不要花这笔钱。我无法解释为什么这个方法很有用，但我们立刻就看到了治疗的效果。"

露丝 D

寻求别人的帮助

作为新手妈妈，照顾肠绞痛的宝宝就如同做了一场噩梦。宝宝一直在啼哭，无论大人做什么，都无法让宝宝安静下来，我们不禁担心宝宝的身体是否出现了什么严重的问题。我清楚地记得，我第一次遇到宝宝肠绞痛时，真的是非常辛苦。作为一个新手妈妈，我当时并不知道这是什么东西，不知道为什么会发生，也不知道什么时候才能结束，觉得一切都很艰难。老实说，我自己也哭了很多次。

如果宝宝肠绞痛或宝宝无休止的哭闹让你感到崩溃，那么在这段艰苦的时期里，请尽可能地寻求他人的帮助和支持。请记得，这并不是你的错，你无须感到内疚。确保让你的老公也明白肠绞痛是个什么东西（如果他不清楚，请把这本书扔给他看）。如有任何需要，请让愿意伸出援手的人帮你一把。

有时候，你甚至想将宝宝丢出窗外，也不要为自己竟有这种想法而感到羞愧。如果你实在是受够了，那么将宝宝放下，放到一个安全的地方——比如婴儿床上——然后，自己离开房间，冷静几分钟。宝宝暂时没有你在身边，也不会有事。最重要的是，请记得给自己打气：这只是一个暂时的过程，终会有结束的一天。我明白，当你深陷其中时，一切都是说起来容易，做起来难。但这是真的，一切终会过去，都会过去的。

宝宝身体健康

在1岁之前，家长对宝宝的健康状况肯定不止一次地感到担忧。1岁之前，宝宝的免疫系统还没有发育成熟，很容易受到咳嗽、感冒和肠胃毛病的侵扰。宝宝月龄如此之小，如果引起任何一种并发症，都会非常麻烦，比如：鼻塞可能会导致喂奶困难，呕吐和泻肚子可能引发脱水，流感有可能导致呼吸困难等。

如有疑问，请带宝宝去看医生

宝宝不舒服，大人肯定也很难过。而且，作为新手妈妈，我们缺少丰富的育儿经验，到底怎样才是最佳的处理方法呢？是否需要带孩子去医院？还是先在家里冷静地观察？无论如何选择，最主要的一点是，只要对宝宝的身体健康感到担忧，那就带孩子去医院，不要觉得不好意思，担心别人会觉得你过于神经质。如有必要，态度坚决一点。作为一名新手妈妈，我们不可能永远确定哪些情况下需要带宝宝去医院，哪些时候不需要。但小心谨慎总比事后后悔要好。

如果情况不是很紧急，但你还是想获得医生的建议，那么你需要提前了解有哪些可求助的渠道。将医院的电话号码、地址、上班时间等信息抄写下来，或者打印出来，并张贴在一个显眼的地方。未雨绸缪，在事情未发生之前，请提前做好这些准备工作。在英国，我们可以获得的医疗渠道*有：

- 家庭医生：尽早为宝宝签一个家庭医生。对于婴儿患者，大多数的家庭医生都会优先处理，因此一般当天就能预约就诊。至少，你可以先打电话咨询一下。另外，你签约家庭医生的护士也能提供一定的帮助。万一医生在忙，问一下他的护士是否有空。所有医院都有某种类型的夜间值班服务，因此应该任何时候都能联络到他们。

- 急诊中心：急诊中心一般都是全年无休，24小时都上班。首先，你需要确定你家附近是否有急诊中心，并且确定他们是否有儿科（有些并不能给婴儿看病）。如果情况紧急，而你又无法预约到你的家庭医生，那么可以去急救中心就诊。

- 卫生随访员：他们一般都受过良好的专业医学培训。很多常见的婴儿疾病，他们都能够提供专业的建议。因此，你也可以打电话给卫生随访员，

---

* 此处为英国的医疗服务机构，国内可根据实际情况选择合适的就医方式。

询问一下她的建议，然后再决定是否需要带孩子去看医生。

- 英国国家医疗服务体系直拨热线：无论是白天还是夜晚，在一天中的任何一个时刻，都会有人接听电话。接电话的工作人员将会针对你宝宝的症状，给出相应的建议，并且他们也会告诉你是否需要带孩子去医院。如果你有时间上网，那么还可以登录 NHS 网站，使用官网的症状自评表。

- 药剂师：虽然他们经常被人忽视，但其实他们诊治一些小毛病是没有问题的，他们还会给予有关非处方药的建议。

咳嗽和感冒

有时候，宝宝身体不舒服，家长可以在家里给予宝宝更多的额外照顾。比如：如果宝宝感冒了，就应给他补充大量的水分，可以多喂点母乳，也可以多喂点水，防止宝宝体内缺水（已经开始吃固体食物的宝宝，如果暂时没有胃口，那么只要他每天保证足够的液体摄入量，也没有关系）；如果宝宝鼻塞已经影响到了他喝奶，那么可以给他的每个鼻孔滴 3 滴生理盐水，或者陪他一起坐在充满蒸汽的浴室里，这两种方法都可以有效地缓解鼻塞。3 个月以上的婴儿如果发烧，可以给他适当剂量的退烧药（参见下文）。但是，不要给这么小的婴儿使用感冒咳嗽药，它们并不适合婴儿使用。

耳部感染

请牢记，婴儿感冒常常会引发耳部感染。如果宝宝看上去很难受，不断拉扯或者触碰自己的耳朵，那么很有可能是耳部感染。这种情况下，需要带孩子去医院，因为可能需要使用抗生素进行治疗。

肠胃不舒服

第一年，宝宝很容易因为细菌感染而导致腹泻、呕吐，或者两种症状都有。如果出现其中任何一种症状，家长都需要格外当心，因为这可能会导致宝宝脱水，有致命的危险。一般原则是，如果孩子在 24 小时之内腹泻超过 7 次，或者呕吐超过 3 次以上，那么大人应立即带孩子去医院。另外，如果孩子身上还出现其他的一些症状，比如发热、烦躁；喷射性呕吐，或者呕吐物里带血，或有胆汁（换言之，绿色的呕吐物）；或者排便带血，那么大人也需要立即带孩子去医院。

发烧了怎么办

一般认为，孩子体温高于 37.5 ℃，即为发烧。发烧实际上是好事情，这表示人体的免疫系统被激活，这是人体对抗感染一种有益的保护性机制。但是，家长仍旧需要密切地观察宝宝的状况，发烧过高的话，可能会引起痉挛，并且，在一些情况下，发烧有可能是某种严重疾病的表征。

给宝宝补充水分，或者多喂一点母乳，给宝宝降温并防止脱水。如有需要，将宝宝的衣服脱掉，保持房间温度适中。有必要的话，可打开窗户通风。

3 个月以上的宝宝如果发烧，可以给他用婴儿退烧药。

贴士

给宝宝服用任何药品之前，请仔细阅读用药指南，或咨询药师，确保这个药适合宝宝的年龄，并且服用的剂量是正确的。

虽然发烧本身并不是家长需要特别担心的问题，但如果宝宝除了发烧以外，还伴随着其他的一些症状，比如无精打采、嗜睡、出疹子、呕吐，那么家长需要特别当心，应立即带孩子去医院。低于 3 个月月龄的婴儿，如果发烧的热度超过 38 度，那么应及时去医院；3~6 个月大的婴儿，发烧如果超过 39 度，也需立即去医院；6 个月以上的婴儿，热度在 40~41 度之间，也应立即去医院。在家里的药箱里，应该常备一支体温计，以防万一。

应该什么时候去医院

至于应该什么时候带宝宝去医院，这并没有一定的标准。父母的本能应该是最好的判断。不过，根据英国国家医疗服务体系的建议，下列症状被视为"严重"的情况，应立即去医院检查：

- 宝宝哭的声音特别尖锐高昂，或哭声微弱，或哭声无休无止。

- 缺少反应，或活动减少，或越来越无精打采。

- 前囟凸起（宝宝头顶柔软的部位）。

- 拒绝饮水超过 8 个小时。

- 低于 3 个月月龄的婴儿，如果发烧超过 38 度；3~6 个月大的婴儿，如果热度超过 39 度，应及时去医院就诊。尤其是，如果婴儿高烧还伴随着其他的症状，如手脚冰凉，或烦躁不安。

- 任何类型的痉挛、癫痫发作。

- 皮肤变成蓝色，或非常惨白，或斑驳色，或灰色。

- 呼吸困难、呼吸急促，或呼吸有杂声。

- 比平时嗜睡、很难叫醒、昏昏欲睡，或好像不认识你。

- 全身布满紫红色的疹子（脑膜炎其中一个症状）。

- 呕吐不止或者吐出胆汁。

无须提的一点是，如果家长真的非常担心孩子的身体状况，但又无法及时地预约看医生，或者如果孩子出了意外，家长应立刻带孩子去最近的急诊室，或拨打急救电话。根据英国国家医疗服务体系的建议，如果宝宝出现下列症状之一，请立即去急诊室或拨打急救电话：

- 呼吸困难。
- 停止呼吸。
- 昏迷或者好像神志不清。
- 不醒。
- 第一次痉挛，即使有好转的症状。
- 尽管服用了乙酰氨基酚或布洛芬，但仍旧发烧不退，无精打采。

贴士

本章所提供的医学建议绝不是最详尽的。如果想更多了解婴儿疾病这一话题，可购买一本家庭保健指南，或者登录 NHS 网站，看看官方的建议。你需要记住的是：如有疑问，一定要找专业人士确诊。

疫苗

宝宝第一次接种疫苗时，英国的卫生随访员或者家庭医生将会通知家长注射的时间。虽然疫苗接种并不是强制性的，但它可以有效预防很多严重的疾病，建议家长最好带宝宝按时接种所有的疫苗。关于下一次的疫苗注射时间，医生不一定会提醒家长，所以我们需要清楚地了解，接下来需要注射哪些疫苗以及注射的时间，以便提前预约。

英国儿童疫苗 *

· 宝宝 2 个月时需接种五联疫苗，预防白喉、百日咳、脊髓灰质炎（俗称小儿麻痹症）、破伤风、乙型流感嗜血杆菌（一种危险的细菌感染）。还需要接种 PCV 肺炎双球菌疫苗，预防肺炎球菌引发的肺炎和耳部感染如中耳炎等。轮状病毒疫苗，预防轮状病毒引起的婴幼儿胃肠炎和严重腹泻等。

· 宝宝 3 个月时常规疫苗注射：六联针疫苗，第二剂；C 群脑膜炎球菌疫苗，预防 C 群脑膜炎球菌引发的脑膜炎和败血症。轮状病毒疫苗，第二剂；B 型脑膜炎疫苗，预防脑膜炎。

· 宝宝 4 个月时常规疫苗注射：六联针疫苗，第三剂；PCV 肺炎双球菌疫苗，第二剂；B 型脑膜炎疫苗，第二剂。

· 宝宝 12~13 月时常规疫苗注射：Hib/Men C booster 二联针疫苗，包含了乙型流感嗜血杆菌第四针和 C 型脑膜炎疫苗第二剂；肺炎双球菌疫苗，第三剂；MMR 疫苗的第一剂，预防麻疹、腮腺炎、风疹（德国麻疹）。

贴士

　　敬请注意，虽然本章提及的疫苗能够在某种程度上预防脑膜炎（脑膜和脊髓膜发炎，这是一种有致命危险的疾病），但因为脑膜炎有很多种，疫苗并不能预防所有类型的脑膜炎。

　　脑膜炎如果治疗不及时，可能会在数小时内死亡或造成永久性的脑损伤，所以家长需要了解脑膜炎的相关症状和表现。更多详情，可查看脑膜炎研究基金会的网站。

---

* 此节内容为英国儿童疫苗，国内需要根据实际情况选择注射。

疫苗接种注意事项

打疫苗的时候，家庭医生或护士迅速地将针注入宝宝的上臂或大腿，速度很快，有时孩子几乎注意不到疼痛感，即使疼痛，那也只是一刹那的事情。如果宝宝哭闹，大人可以给他喂点奶，或抱抱他安抚一下。给宝宝接种疫苗以后，不要急着回家，需要在接种场所休息 30 分钟左右，以确保宝宝不会出现发热性惊厥（昏厥）——这是一种虽然很罕见，但却非常严重的过敏反应。有时候，宝宝在接种疫苗之后，会出现热度或有点不舒服，那么建议给宝宝使用一点退热药——但首先需要和打针的医护人员联系，确保这种做法可行。

疫苗安全吗

如果你询问任何一名医生，他们都会推荐你在规定的时间，给宝宝接种所有的疫苗，他们也会告诉你所有的疫苗都是安全、有效的。但是，没有人能向你保证，接种疫苗就不存在任何的风险。不过，确实有一小撮忧心忡忡的家长，他们相信接种疫苗比其预防的疾病更危险。这种因为身体免疫系统缺陷而引起的过敏反应，实际上是极其罕见的。但毫无疑问的是，疫苗可以有效地预防很多种疾病，而这些疾病确实是非常危险的，它们有可能会导致大脑损伤、残疾，甚至致命的感染。

大便问题

家长平时应仔细观察宝宝的大便情况，如有异样，请及时看医生。

腹泻

婴儿大便不成形，这并不属于不正常的症状，尤其是对于母乳喂养的宝宝而言。但如果宝宝一直拉个不停，大便呈水状，特别是喷射性、气味恶臭，或带有黏液；或者还伴随着其他的症状，比如呕吐或者发烧的话，这就是不正常的现象。

腹泻通常是由肠胃炎而引起的，但也有可能是食物过敏或牛奶不耐受。请谨记，腹泻（以及呕吐）有可能会导致脱水，这对于月龄很小的婴儿而言是非常危险的：家庭医生有可能会给宝宝开口服补水溶液，以补充身体流失的水分。家长如果注意到宝宝的大便带有红色，或出现任何红色的物质，黑便或大便的颜色似乎特别白，这种情况需立即看医生。

便秘

很多婴儿都会有便秘的问题。不过，一般而言，纯母乳喂养的宝宝极少便秘，因为母乳比较容易消化，而且有助于宝宝排泄软软的大便。实际上，有时候，身体健康、母乳喂养的孩子即使几天不大便，也不属于不正常，这不一定意味着宝宝便秘了。不过，有时家长会这样推测，就如莫莉 F 回忆道："我女儿一个星期都没排便了。"她说道，"我在惊慌之下，拨打了英国国家医疗服务体系的直拨热线*，还给我的卫生随访员打了电话，但他们都告诉我不用担心，宝宝并没有哪里不舒服。母乳喂养的孩子有几天不大便，都是正常的，宝宝最后一定会拉出大便。"

但是，便秘在配方奶喂养的孩子中则更常见，有时候是因为奶粉的冲调方式不正确，比如：孩子的肠胃还没有准备好之前，家长就给他喝饥饿型奶粉或二段奶粉。所以我们应选择适合宝宝的奶粉，并且用正确的方式冲调。另外，宝宝添加辅食的时候也容易发生便秘，因为他们的消化系统还正在适应固体食物。

偶尔，便秘可能只是某种特定疾病的表征（比如有几种罕见的先天性发育问题会造成便秘）。但一般情况下，医生们都把婴儿便秘称为是一种特异性的状况，也就是说，这并不是由于什么特定的原因而造成的，这就是"婴儿都会有的问题"。

"宝宝5个月大的时候，我们开始给他添加辅食。我们给宝宝吃的是婴儿奶粉，但宝宝吃了以后引起便秘。我们后来发现添加一些李子果汁，情况就好了。到了6个月的时候，我们开始给宝宝吃多麦片粥。后来宝宝就再没有出现便秘。"

鲁斯 D

孩子如果便秘，那么看他的脸部表情就知道。宝宝使劲地想把大便挤出来，但因为大便质地太硬，有时候甚至是硬硬的颗粒，所以需要特别用劲。宝宝的肚子摸起来也可能是硬的。宝宝因为过度用力，而引发屁股酸痛，有时甚至会裂开一个小口子。于是，这就变成了一个恶性循环。宝宝因为怕疼而不敢拉大便。可宝宝越是憋住不拉，大便就会变得更硬，就越拉不出来。

"我的女儿大概在6个月的时候开始出现便秘。宝宝在地板上打滚，痛苦地尖叫，可就是拉不出来。过了一段时间以后，我们的家庭医生才承认事情有点严重。最终，他给宝宝开了一种泻药溶液。可是宝宝的便秘还是没有好。后来医生换了一种粉状的药剂，并将我们转诊到专科治疗。"

瑞秋 G

宝宝如果便秘了，应该怎么办

- 为了帮助孩子顺利排便，大人可顺时针地抚摸宝宝的肚子，或者把宝宝的双腿往上推，在空中画圈圈。

- 两次喂奶之间，多给宝宝喝点水，可让宝宝用瓶子或吸管杯喝。母乳喂养的宝宝如果对瓶子和吸管杯都不管兴趣，也可用勺子喂水。有些人建议在水里加点糖。但这会增加蛀牙的风险，最好避免这样做。

- 确保奶粉冲调方式正确，并且奶粉的段数也是正确的。还可以换一种奶瓶牌子，这也是值得一试的方法。

- 一旦开始给宝宝添加辅食，让宝宝开始接触固体食物，那么让孩子多吃蔬菜水果和高纤维麦片，或饮用稀释过的果汁。李子汁的效果尤其好。

- 如果宝宝便秘超过 1~2 天，大人应及时带孩子去医院，以免便秘日益加重，给宝宝带来更大的痛苦。泻药溶液的治疗方法可能很有效。至于更严重的便秘，可使用药性更强的药物进行治疗。如果宝宝便秘持续不好，那么大人应带孩子去看专科。

尿布疹

尿布疹，又名红臀，在婴儿群体中十分常见，大概有 1/3 的婴儿都曾患有红屁股。宝宝娇嫩的皮肤，因为长时间接触大小便分解后所产生的氨，受到刺激而变红，在尿布部位发生边界清楚的大片红斑、丘疹或糜烂渗液。尤其在腹泻的时候，或者一轮腹泻结束后，尿布疹更容易爆发。虽然没有医学证据显示尿布疹和宝宝出牙存在相关性，但很多妈妈深信这两者之间存在着一定的联系。

一般情况下，给宝宝涂抹非处方的护臀膏，就可以治愈红屁股。大家推荐的护臀膏牌子各不相同，可能需要大家自行尝试，看看哪种最适合自家的宝宝。在康复期间，请避免给宝宝使用湿巾纸，因为它会刺激患处。这段时间，坚持用温水和棉毛巾给宝宝清洁。当然，尿布疹的预防比治疗更为重要。那么，应如何预防尿布疹呢？

预防尿布疹的方法

- 平时要勤快地帮助宝宝更换尿布。宝宝大便后就马上更换，不要让宝宝的臀部和脏尿布接触的时间过长。在经济可承受的范围内，尿不湿尽量选用吸水性最强的。

- 有时间，就让宝宝光着屁股，不带尿不湿，让小屁股有时间接触空气。宝宝光着屁股，自由地踢腿、滚、爬。当然，地板上铺一块大大的防水罩是一个不错的主意。

- 给宝宝带尿不湿之前，保证皮肤百分之百干燥。有些专家建议，用吹风机快速地吹干宝宝的屁股，出风口离患处最好在 15 厘米左右，温度大致为 38 度。

- 平时定期给宝宝的屁股，涂抹凡士林、锌、蓖麻油等护臀霜，形成保护膜，隔离刺激物。

尿布疹和感染

请记得，有时候因为细菌感染或者真菌感染，可能会引发或加剧尿布疹。也许，这看起来和普通的尿布疹并没有什么明显的不同，但这是更严重的疾病，而且很难愈合。这种情况下，请及时看医生，因为可能需要开抗感染的药物。并且，医生可以排除是否还存在其他的皮肤状况，比如湿疹，或者过敏性皮炎。

妈妈团调查

你如何处理（预防）尿布疹？

Metanium 尿布疹臀霜[1]效果特别好。但是要注意，这个护臀膏的颜色是亮黄色，如果不小心，真的会沾染衣物。

——劳伦 B

我女儿尿布疹一直治不好，于是我给她换了一种有机尿不湿。我不知道是不是这个原因，宝宝的红屁股就治好了，并且以后也没有复发过。

——杰斯 T

我们给宝宝使用真正的尿布。我们在网页上搜索了尿布疹的神奇疗法以后，发现隔层里放一层丝绸，就可以治愈尿布疹。

——埃莉诺 H

一家叫作 Songbird Naturals 的公司出产的万能蜂胶软膏太神奇了。我自己也拿来用作润肤霜。

——凯特 R

每次确保——百分之百地确保宝宝的小屁屁是干燥的，这就是我的建议。即使只是湿纸巾残留下来的湿气，也要擦干。

——丽贝卡 D

德国拜尔婴幼儿尿湿疹软膏，疗效非常好。

——梅尔 D

---

1. 英国口碑最佳的抗尿布疹药物

体位性扁平颅或扁头症

最近，有越来越多的家长发现，宝宝在 1 岁之前的某个时候，他的后脑勺或者头的一侧可能会变得扁扁的，这就叫作体位性扁平颅或扁头症。这是因为宝宝在出生时，头骨柔软而有韧性。新生儿头盖骨之间的缝隙过了 1~2 年才会闭合。

现在，这个问题非常普遍。自从 1994 年以来，专家开始建议宝宝平躺着睡在结实的硬床垫上，这有助于预防婴儿猝死，从此扁头症的发病率急剧升高。另外，现在孩子有大量的时间都躺在安全座椅和婴儿摇椅上，这也导致"斜颈"发病率增高。"斜颈"指的是宝宝的颈部有一侧比另一侧肌肉紧一些，这有可能是因为在出生前，子宫内狭小的空间导致的，也有可能是因为在难产时使用了产钳，使得宝宝的头部朝一侧倾斜。如果家长察觉到宝宝有这个问题，可带孩子去医院，因为可能需要去看专科医生，接受物理疗法。

扁头症并不会给宝宝带来任何的不适，这主要还是一个美观的问题。如果家长向医生咨询，他可能会告诉你，头部的不对称随着时间的推移慢慢会长好，或者等头发长出来就被掩盖住了。所以，这并不是什么严重的问题。另外，还有一些纠正头型的治疗方法，同时，它们也有一定的预防作用。

在更加严重的情况下，主治医生可能会为他佩戴适合的模型装置或头盔（被称为头骨矫正帽），直到宝宝的头部恢复正常的形状，至少需要佩戴几个月。医生普遍的观点是矫正帽会给宝宝带来不必要的不适，因此并不推荐这种做法。但如果宝宝脑袋的形状看起来极其扁平，可能会成为妈妈的一大苦恼。

预防和治疗扁头症的方法

- 尽可能地限制宝宝待在汽车安全座椅和婴儿摇椅的时间。

- 经常给宝宝变换姿势，而且确保宝宝每天有"肚子时光"。美国儿科学会（AAP）建议开始的时候每天 3~5 分钟，然后逐渐增加他趴卧的时间，最后达到 30 分钟。

- 观察宝宝躺着或坐着的时候，是否喜欢将脑袋偏向一侧。如果是这种情况，使用色彩鲜艳的玩具和床铃来鼓励宝宝向另一个方向转动他的头部。还可以在床垫下面放一个卷起来的毛巾，用来改变宝宝睡觉时脑袋的方向。但为了安全考虑，绝对不要在床垫上面摆放任何物品。

- 在任何情况下，也不要禁止宝宝平躺，因为这是预防婴儿猝死综合征最重要的方法。

出牙

长牙的速度身受遗传影响，这并不是我们能控制的事情，而且宝宝出牙早晚也并不重要。平均来看，宝宝出牙一般是在 6 个月左右（乳牙），有些宝宝早点，有些可能会拖到 1 岁才长出第一颗牙。一般是，下齿槽先长出两颗中间的门牙，跟着上齿槽又长出两颗门牙；到了 1 岁左右，小孩一般会长齐 8 颗牙；到了 3 岁，宝宝应该已经长齐了 20 颗乳牙。

长牙会痛吗

出牙有可能会不舒服。"出牙"指的是牙齿从齿龈中长出来，所以在长牙的过程中，宝宝的牙龈会充血、肿大。根据牙科报告，有些宝宝轻轻松松就度过了长牙期，但有些宝宝则可能感到很不舒服。牙龈肿胀、敏感不舒服让宝宝变得烦躁易怒，有些还会影响进食和睡眠。长牙还会刺激口水分泌。宝宝的下巴或面部因和唾液长期接触而过敏发疹。

"宝宝出牙很早，大概在三个半月大的时候就开始出第一颗牙。出牙时，她的脾气有时变得很坏，一直拿着自己的小手啃。晚上睡觉时偶尔也会翻来覆去，所以有时需要给宝宝用一点对乙酰氨基酚，不过总体而言，宝宝的睡眠并没有受到太大的影响。"

查理 C

其他的出牙症状

许多家长（包括我自己）觉得宝宝在出牙期间，出现像发烧、感冒、腹泻、尿布疹的病症，这并不只是巧合而已。虽然一些专家认为这两者之间并不存在医学的联系，可是大家普遍认可，出牙可能会导致体温"略微"升高，并且有理论证明，吞下太多的口水造成大便松软，且酸性增强，这就解释了为什么在长牙期间，宝宝更容易腹泻和红屁股。

"宝宝出牙来得很突然。他 6 个月大的时候开始长第一颗牙，接着，前面 7 个门牙很快就长齐了。我们偶尔给宝宝用牙胶。但老实说，尤其在晚上，宝宝如果发热不舒服，我们就忍不住给他用对乙酰氨基酚，觉得没有必要让宝宝受苦。我们现在知道了出牙有哪些症状：宝宝口水流个不停，脾气暴躁，并拒绝进食。有时他的脸颊还会发红疹，有时还会腹泻。"

克莱尔 F

哺乳时咬人

　　哺乳的妈妈还要面临另外一个相当痛苦的问题,宝宝在出牙时爱咬东西。如果妈妈警惕性够强,那么在喂奶时感觉到宝宝准备开口咬你,可将手指伸进宝宝口里,停止哺乳。妈妈还可以"教会"宝宝(虽然宝宝还很小),咬人是不可以的。你可以大声地说"不行",或者暂时停止哺乳。阿碧就是这样做的。"这是一个问题。"她承认,"但这个问题的解决方法很简单。我如果被宝宝咬了,那么我就停止给他喂奶,然后把他放下来,一分钟左右不理他。"

如何缓解出牙时的不适

- 给宝宝一个出牙玩具。首先将出牙玩具放在冰箱里降温(但不要放到冰冻室里,因为这可能会损害宝宝的牙龈)。添加了辅食的宝宝,如果喜欢吃手指食物,那么家长可以给宝宝啃冰凉的黄瓜条,这个效果同样很好。

- 用一根干净的手指,放入宝宝的口中轻轻按摩牙龈。

- 给宝宝准备一些出牙粉。这也许听起来有些奇怪,但是很多妈妈都大力推荐。据报道,现在出牙粉不好买,可能需要多问几家(注意:根据阿碧的经历,这些一小撮的粉状物品如果在夜店被查到,可能会引起别人的怀疑)。

- 给宝宝用点扑热息痛的药。一小勺就能缓解疼痛,尤其是在深更半夜,宝宝因牙龈肿痛而无法睡眠,那么给宝宝用一点药缓解一下。有时真的是一大救星。

- 涂抹冰冷的牙胶。牙胶可以让患处暂时失去知觉。如果放在冰箱里冷藏,效果还能延长一段时间。有些妈妈说,最好的方法就是在安抚奶嘴上涂一点牙胶。但切记,这只适合 4 个月以上的宝宝使用。

- 如果口水导致宝宝脸颊红肿，可以给宝宝涂抹一点隔离霜或滋润霜。

- 抱一抱宝宝，或许能让宝宝暂时忘却痛苦。

怎样护理宝宝的牙齿

从宝宝长出第一颗牙齿开始，就帮他养成清洁牙齿的习惯，这有助于预防宝宝日后蛀牙。虽然这只是宝宝的乳牙，几年后宝宝还会再换一副牙齿，但如果乳牙出现问题，可能会导致宝宝咀嚼困难，这将会影响宝宝将来的牙齿排列。所以，尽量做到给宝宝每天刷两次牙。可以使用小小的婴儿软毛牙刷，也可以在大人的手指上包一层柔软的布料，为宝宝清洁牙齿。使用婴儿专用牙膏也是一个好主意，这有助于预防蛀牙，但不要使用普通的成人牙膏，因为里面的含氟量太高，对宝宝不好（另外，浓烈的气味也不适合宝宝）。如有不确定，可进一步咨询牙医。

让家里变得更安全

不知不觉当中，我们的孩子就能满地乱爬了，他们开始探索以前没有发现的各个角落。他们的小手开始乱抓东西，很多都是妈妈们不愿宝宝抓到的东西。因此，现在是时候开始仔细检查家里的环境，确保家里对宝宝是安全的。请相信我，一旦宝宝开始移动，"宝宝行动"就开始了：他们开始四处探索周围的环境，开始试着将他们刚学会的技巧学以致用，开始……是的，开始把家里搞得乱七八糟。

当然，大人也可以永远地把孩子抱在怀里，或者一天24小时都把他锁在游戏围栏里。但是，如果家长希望孩子能够健康发展，那么就需要给他们一点撒野的自由。因此，家长需要注意家里存在哪些危险或潜在的危险，并且想方设法将这些风险排除掉，在家里安装一些防护措施。当然，我们也无法确保家里是绝对安全的（残酷的现实是，孩子长大的过程中，一定会发生一些我们意料不到的事情），我们能做的是，应尽可能早地教会孩子知道有哪些东西是危险的，以及应如何避开这些危险。

"我们家里唯一安装的防护设施就是，我们在楼梯口加装了一个安全门栏。另外，我们还使用防撞角垫，把桌子角的尖锐边缘包起来。将厨房壁柜和抽屉锁好。不过说实话，我觉得最重要的还是，应教会孩子什么事情不能做，哪些东西不能碰，这比市面上的各种小装置都要更重要。"

娜塔莎 H

怎样确保家里的环境对宝宝是安全的

首先，我想说的是，我们无法确保家里的环境是绝对安全的，一定会有某些遗漏被我们疏忽了。有些家长认为，我们也没有必要这样做。不管如何，即使你认为家里是绝对安全的，也不要将宝宝单独一人留在房间里，除非他真的是待在一个非常安全的地方。无论在什么时候，房间里都需要有一个人看护宝宝。

"我们在楼上楼下都安装了安全门栏，把装有危险物品的柜子都上锁，将所有值钱的物品都放在高处，并在壁炉的周围安装了泡沫垫。但总有你准备不到的地方。有一次，我在冲澡，我把女儿放在浴室里的婴儿摇椅上。她将手伸出去，摘了一片和平百合吃。我出来后，马上把宝宝搬走，赶紧查看育儿书籍，发现和平百合是有毒的。我们拨打了 NHS 热线。后来我们将房子里的植物都搬走了。"

简 H

但是，一天到晚守着孩子是件很辛苦的事情。为了求一个心安，也为了让孩子有更多的自由探索空间，家长可以仔细地检查家里存在哪些潜在的危险，并相应地安装一些必要的防护设施。

不过，家长在急匆匆地跑出门，去购买各种琳琅满目的安全装置之前，比如安全门栏、安全锁、防护垫、盖子等，最好先想清楚，到底有哪些物品是值得购买的。防护措施最重要的一点还是，提高安全意识，做好安全防范，而不是在家里安装各种价格昂贵的设备。很多妈妈事后想起来，都觉得自己被商家宰了。还有些家长说，不要将这些隐患排除掉，反而更好（比如，给家里的壁炉安装防护，反而会吸引宝宝的注意）。大人应该教会宝宝什么东西是危险的，以及应如何避开这些危险，因为生活本身就是充满了风险，孩子越早明白这点越好。在下文中，我将会列举各种防护设施和方法，不过仅供参考。家长也可以选择在平时提高安全的警惕心，并同时教育好小孩。我们在随时关注小孩安全的同时，教会小孩应如何避开这些危险。在教导的过程中，家长可以通过手势和肢体语言来辅助。即使是这么小的婴儿也能明白像"不行""烫"这样的简单指令。这样做的另外一个原因是，我们也许可以确保自己的家里是安全的，但我们无法确保别人家也是如此。最明智的做法也许就是，在这两种育儿方法之间寻找一个平衡点。

随着孩子慢慢长大，他们的好奇心越来越强，掌握的本领也越来越多，那么他们可能遇到的危险也越来越多，所以别忘了，我们还需要随时检查现在家里的安全状况，以便进一步增强家里的防护措施。

"我觉得，只要做好最基本的安全防护就好，比如，不要让孩子靠近烫的炉子和热饮，把尖锐的刀子放在孩子拿不到的地方。孩子的学习能力很强。在温室里面长大的孩子，如果来到一个没有防护的环境，反而更容易受伤。"

阿碧 M

183

安全第一：如何确保家里的环境对小孩是安全的

- 确保楼梯口安全。楼梯安全门栏是英国皇家事故预防协会所提出的极少几个建议之一。楼上楼下都需要安装一个安全门栏。至于楼梯，请避免有杂物堆积，并检查楼梯扶手是否牢固。

- 避免手指被门夹到。这是最常见的婴儿受伤事故。安全门挡是一个便宜的装置，也可以使用重一点的制门器。

- 当心窒息危险。检查家里的地板上、桌面上没有小的物品，以免被宝宝误食，并确保手指食物适合宝宝食用。

- 检查家具安全。把和宝宝脑袋高度平行的尖锐角都包起来。确保大型的家具，如衣柜、书架、电视、台灯或大的装饰物，安全固定好，不存在倒塌的危险。DVD等其他昂贵的娱乐设备最好放在孩子够不着的地方（为了孩子的安全，也为了物品的安全）。

- 留心悬挂物的危险。留心任何带有线、带子的东西，比如电线、电缆、桌布、百叶窗的绳子。将任何存在勒住小孩危险的东西都收好，放在小孩够不着的地方。

- 确保上面的窗户关好。儿童安全推锁是英国皇家事故预防协会推荐的其中一个安全装置。即使现在你的孩子还不会爬上去开窗，但将来有一天他就会了，这是未来很长一段时间内家长都需要操心的问题。

- 避免烫伤。购买火炉栏。壁炉有火时大人要格外当心；让孩子远离很烫的加热器；不要把茶杯、咖啡杯放到孩子够得着的地方；放热水之前，记得先放冷水；发烫的电器收好，比如：直发器、水壶；确保孩子离锅远一点，或确保锅的把手朝着灶台后面的方向。

- 橱柜以及抽屉上锁。至少，给那些装有危险物品的柜子上锁，最明显的危险物品包括尖锐的刀子、餐具、易碎物品、塑料袋、药品、酒精，以及清洁用品。否则，就将这些危险物品放到孩子够不着的地方。

- 小心花园。池塘是一个主要的隐患。如果你们家有池塘的话，最好盖起来，或随时随地保持警惕。同样的道理，宝宝在戏水池玩耍时，需要大人在旁边密切看护。检查栅栏之间是否有洞，并将有毒的植物拔除。

- 理性购物。确保购买的物品都是安全的。如有疑问，请在商标上寻找是否有检测标准或其他的安全标志。如果是二手物品，也要确保其状况良好。安装时，严格遵循安装指示。

- 准备一个"安全区域"。准备一个游戏围栏、便携式婴儿床，或者任何一个安全的房间角落。这样，大人万一需要离开房间，也可以将宝宝放在这个安全区域。老实说，大人每次上厕所都把孩子带着，也是一件很烦人的事情。

第三部

关爱自己

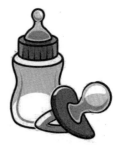

第八章

产后身体恢复

分娩后，妈妈身体的某个地方肯定会有点不舒服，这是在所难免的事情。无论是哪一种分娩方式，生孩子对于任何一个女性而言，都是一个巨大的冲击。我们很难确定，产妇的身体到底需要多长的时间才能完全恢复正常。每个产妇的经验都有很大的差异：有些产妇惊喜地发现，自己身体很快就恢复如初了；但还有一些产妇痛苦地发现，这是一个非常漫长的过程。无论是哪种感受，无论恢复速度是快还是慢，分娩刚结束这段时间里，请尽可能地放松，慢慢地让身体得以修复。如果有任何疑问或担忧，请咨询你的助产士或家庭医生。与此同时，尽量放慢生活的脚步，慢慢地等待一切重回正轨。

"关于怀孕、分娩和照顾小孩的信息有很多，但没有人提醒过我们产后是一件多么痛苦的事情。我分娩时二度撕裂，还缝了针。我发誓这比生孩子还要疼。我感觉身体里好像有一个保龄球，随时都可能从我体内掉出来。我不停地问，这是正常的吗？显然，这是正常的。"

艾米丽 D

妈妈团调查

你身体多久恢复？

我是水中分娩的，所以我想这可能就是为什么我几天后就身体恢复了的原因。

——麦琪 H

过了几个月，我才感觉恢复正常。我不确定到底是因为剖腹产的原因，还是分娩的后遗症。

——简 H

我想我大概用了 6 周才完全康复。经过这么长时间，我下面才停止出血，伤口才愈合。

——埃莉诺 H

4 周后，我可以轻松地下床走动，6 周以后，我可以长时间地站立，而不会感到有什么东西从体内掉出来。过了 10 个月，我才感觉完全正常。

——查理 C

剖腹产后，即使最开始的剧痛感慢慢消退，下面还是感觉钝钝地疼，这种情况大概持续了 3 个月。大概过了 1 年，我偶尔还是会感到阵阵抽痛。

——茉莉亚 W

产后阵痛

　　并非每个人都会经历产后阵痛。有些产妇在产后一周里会感觉一阵阵的腹痛，这是因为子宫在不断收缩，将体内恶露排出体外，子宫在收缩中恢复到正常大小。产后阵痛在哺乳时会加剧，这是由于此时泌乳素水平较高，导致子宫收缩加剧而引起的。虽然有些新手妈妈完全没有感觉（她们说生后面几胎时，产后阵痛更明显），但是，另一些妈妈惊讶地发现产后还会出现阵阵疼痛。海蒂说道："产后阵痛太让我诧异了，从来没人跟我提及过。我可以忍受产前的阵痛，因为那是'生孩子'，但产后阵痛真的是太难受了。"

　　如果产后阵痛让你感到不适，试试泡在温水里，或抱着一个热水瓶，贴上暖宝宝，或吃几片止痛片。如果疼痛持续超过一周，或者疼痛停止后又再次发作的话，可以向医生咨询，因为这可能是炎症的表现。

排恶露

　　正常的产妇恶露排出通常需要 2~3 周，有时需要 6 周，血液浓稠。刚开始的时候是鲜红色，然后慢慢变少，颜色变成褐色，最终变成白色或无色。如果里面出现血块，也不要感到害怕，这是正常的。"我当时吓坏了。"丹妮承认道，"我只能说，这看起来就像是我的肝脏从阴道掉了出来。"如果有大量的血块，或者体积特别大的血块，请向医生咨询，因为有时候这可能表明发生了感染。如果恶露情况令人担忧，最好在厕所留一块月经垫，带给医生看一下，虽然这听起来有点恶心。

产后出血指的是产后阴道短期内大量出血，偶尔也会发生在一些产妇的身上。怎样才能知道是否不幸中招了呢？这个很容易辨别，因为几分钟里卫生巾就会湿透，这种情况下，应立即看医生。恶露有恶臭也需要当心，这可能表明有炎症。另外，恶露本来已经变得很少了，突然量又增加了，也需要注意，这表示出血量过大或有炎症。

"我朋友提醒过我恶露的问题，但我还是吓了一跳。我第一次冲澡的时候，就像凶杀现场和吸血鬼电影一样。"

克莱尔 F

怀孕期间本来就贫血的产妇，或分娩过程中出现大量失血的产妇，产后很容易出现血液中含铁量过低的问题（贫血），以及一些其他的症状，如：喘不过气、头疼晕眩。而且，如果妈妈贫血的话，还会影响母乳的质量。如果产妇有贫血的问题，请尽量多吃一些富含铁的食物，比如红肉、黑巧克力、加强麦片等，并服用维生素C，以促进铁的吸收（富含铁的饮食和一杯橘子汁是最佳的搭配）。医生如果觉得有必要，可能还会开一点补铁剂。

在排恶露期间，需要准备大量的产妇垫，普通的卫生巾并不适用。记得经常更换，以防感染（同样的道理，月经棉塞也不行）。每次更换之前及之后，记得清洁双手。宽松、舒适、深颜色的棉内裤是产妇的必备品。记得买便宜一点的，因为一旦用完，你一定会想把这条裤子丢掉。还可以购买一次性的产妇内裤，但有人评价说这些一次性的短裤会很痒。

"我很诧异，过了这么长的时间才停止流血，总共持续了3~4周的时间。我记得在产前课程中，助产士建议我们买一些产妇垫，我当时觉得这也太夸张了。但我很开心我听从了医生建议，事先准备了一些产妇垫。如果没有它们，我一定会弄脏衣服。这些垫子非常大，吸水性也非常好！"

莫莉F

阴道和会阴处

很多顺产的女性在生产的过程中可能会遭受会阴撕裂。较小的伤口一般可以自行愈合，但有些大的伤口却需要缝针。另外，会阴切开术也需要缝针（如果医护人员认为产妇有发生会阴撕裂的可能，会为产妇施行会阴侧切术，帮助婴儿顺利出生）。缝针的地方大概需要几周才能愈合，缝线最终也会自行吸收，但现在你可能感觉缝针的地方又痒又痛。助产士到产妇家检查的时候，也会检查产妇的缝口，确保一切正常，伤口愈合情况良好，以及没有出现炎症。产妇平时也需要观察伤口，如果发现恶露有脓样、味道恶臭、大量血块，剧烈疼痛，请及时向医生咨询。

平时，常用干净的温水清洗私处。有时候，为了保持清爽，产妇一天有可能想泡几个澡或冲几次澡。清洁时只用清水即可，肥皂或沐浴露可能会刺激皮肤。清洁后，可用卫生纸擦干，避免使用毛巾，最好的方法是将私处暴露在空气中，让它自然晾干。你可能需要确保房间里只有你一个人！更多关于处理产后疼痛的建议，请参见下文。

"缝针的地方特别难受，我刚开始还以为这是正常的。后来，我才知道原来是伤口崩开了，然后发炎了（也有可能是先发炎，然后才崩开）。我需要服用药力很强的消炎药。等炎症消了以后，我有一次照镜子查看了伤口，看见那些线头乱七八糟地露在外面。于是，我就把这些线头都拔了出来。滋味可真不好受。"

玛丽安娜 O

如果产妇在分娩的过程中，不幸三度或四度裂伤（这种情况，一般还会影响到肛门），那么伤口愈合的时间不仅只是几周而已，有时可能需要长达数月之久。希望这些产妇们都可以获得必要的格外照顾。如果疼痛或不适感持续不散，或如果出现肠道问题，或私处感觉就是不对劲，不用刻意忍耐，请向医生咨询。如有必要，可转去专科就诊。

酸痛的话题：如何缓解私处不适

- 坐在清洁的温水里泡一泡。有些妈妈说泡澡时加点盐有助于伤口愈合，还有些人说加几滴薰衣草或茶树油精油（试试也无妨），效果也很好。最好避免使用肥皂、沐浴露或泡泡澡，它们会刺激伤口。

- 服用几片非处方止痛药，比如对乙酰氨基酚、布洛芬。这两种药都可以在哺乳期服用。

- 试一试"冰敷疗法"。买一些专门用途的凝胶，放进冰箱冷藏，然后塞进裤子里。同样，冷藏过的卫生垫或者一袋冰、冰冻豆子也能起到冰敷的效果，让你感觉更舒服一点。但是皮肤不要直接接触冰块，因为可能会引起冻伤，先用毛巾包起来再敷。

- 在患处喷洒一点麻醉药，或涂一点麻醉药膏。这些都可以在药店买到，可咨询药剂师。

- 涂抹一点山金车修护霜。在药店或食品保健店都可以购买，据说它能消肿止痛，并促进细胞的修复。虽然它的疗效并没有经过医学证明，但很多新手妈妈用过后都觉得效果不错。

- 小便的时候，喷一点水。尿液经过患处的地方可能会引起刺痛，所以产妇可以在泡澡时尿，或者在厕所准备一瓶水，尿的时候往私处喷洒一点水。平时大量饮水，以稀释尿液的浓度，减少刺痛感（有些人说大麦水的效果非常好）。

- 保持舒服的坐姿。如果坐下来很疼，可考虑用产后坐垫。同样，将两条毛巾卷起来，一边屁股下面放置一个，也可以用来充当简易的产后坐垫。

- 坚持骨盆修复运动。这有助于促进患处的血液循环，加快伤口愈合的速度。

"我撕裂很严重，缝了好几针，产后几天都让我疼痛难忍。我只能坐在产后垫上。我还经常用浴盐泡澡。另外，山金车修护霜很有效，令我感觉好多了。"

海蒂S

你是如何看待产后的夫妻生活

以你现在私密处的状况来看，夫妻生活似乎是一件很遥远的事情，不仅只有你一个人有这样的想法，产后，很多女性私密处及对私密处的感受都发生了很大的变化。尽管这些都是产后的正常变化，却让很多的产妇感到烦恼不已，比如，失去弹性、凸起的伤疤等普遍问题。这些身体改变并不意味着你需要做手术来"修复"阴道，这只是表示你生过孩子，一切都变得有点不同。请坚持做盆底肌锻炼，这不仅可以增强女性的骨盆，让女性变得更紧致，而且，当你恢复性欲后，它还有助于增强夫妻生活。关于这个话题的更多详情，可参见第十章。

剖腹产

剖腹产后，有些女性轻轻松松地就度过了康复期，但有些女性却是痛苦难挨。基本的原则是，一般需要 6 周，才能基本恢复正常。毕竟，这是一个重大的腹部手术。有些产妇说腹部的阵发性抽痛要持续好几个月，尤其是择期剖宫产手术的患者，她们的恢复期可能还要更长。

"剖腹产我并没有觉得特别疼。我伤口愈合得很快，这可能是因为我使用了大剂量的山金车修护霜的原因。我觉得最糟糕的就是，产后几周我都不能开车。"

亚历克西斯 B

历经多次剖腹产的产妇报告说，刚开始的疼痛非常剧烈。很多产妇都惊恐地发现，原来剖腹产竟有这么疼，简直令人动弹不得。"我的腹部就好像被泰森揍了 10 拳一样。当镇痛泵的药效过去以后，我觉得下床都疼，更别提走路了。"丹妮 D 承认，"我艰难地将我的一只脚拖到另一只脚的前面，我后来学会了一种'弯着腰缓慢挪动'的方式。"

住院期间，医生会给产妇开止痛药。出院后，医生还会再开一些止痛的药物，帮助产妇熬过这段康复期。理疗师将会指导产妇做些简单的运动，并且嘱咐病人每天至少要轻微地走动走动，以促进血液循环，防止血栓形成。可能还会有医护人员教你如何用手或枕头来托着伤口，尤其在咳嗽或者大笑的时候，这招十分管用。手术还会影响到产妇的消化系统，其中一个最常见的后遗症就是痛苦的胀气——据说薄荷茶治疗胀气的效果最佳。

对于剖腹产的产妇而言，就算是最简单的动作，比如坐起来、走路都是一种痛苦，甚至给孩子喂奶、抱孩子都变成了一个挑战。因此，在最初的阶段，产妇需要得到身边人大量的帮助（如果你是单亲妈妈，没有伴侣在你身边照顾你，那么你可能需要找一个愿意帮忙的人，搬到你家跟你住几天）。剖腹产后，助产士还会指导产妇应如何护理伤口，避免伤口发炎。产妇需穿着宽松舒适的衣服（当然，还有肥大的裤子），避免提重物，也不要做任何劳累的事情。刚开始的时候，不要操劳家务活，而且，绝对禁止性生活，最温和的性生活也不可以。产后至少6周禁止开车（英国），因为开车需要你的身体状况已经基本恢复，另外一个重要的原因是因为保险公司严令禁止这样做。

"我剖腹产恢复得很好。两天后我就能下床。但说老实话，至少过了几周，我才恢复到原来的身体状况。我大概有3周不能正常地走路。每次站立超过半个小时，就觉得又酸又累。大概有6周都没法做家务活，也不能开车。"

萨拉T

剖腹产的刀疤在一段时间里可能看起来是鲜红的，但大多数的情况下，伤疤会慢慢地淡化，最后变成一条淡淡的、白色的线，高度一般在比基尼的下面。"我惊喜地发现伤口非常小、非常整齐。"丹妮B说道，"老实说，都看不出来我有过剖腹产。"伤口处发痒，或者感觉麻麻的，这些都是正常的现象。但如果伤口变得非常红，并且肿胀疼痛，请及时找医生检查，以防伤口发炎。

"剖腹产后最辛苦的就是，晚上给宝宝喂奶、抱宝宝，因为这个时候我老公睡得正香（他总是这样），我甚至都无法爬下床，把宝宝抱起来。有一段时间，真的非常痛苦。我不得不用手托着腹部的切口。"

简 H

　　有些时候，意料之外的剖腹产，还会给产妇带来心理创伤，使得身体的痛苦更加难以忍受。"我觉得康复的好坏，在很大程度上，取决于你感觉自己对生活是否有掌控权。"佩奇 B 说道，"我认识一个朋友她剖腹产，但她原先并没有计划要剖腹产，结果她花了整整 5 个月才恢复过来。幸好，我属于那种随遇而安的性格。我自然生产不顺利，只好改为剖腹产，但产后的恢复比我预料中得要好很多。3 天后，我能够坐起来，一周后可以站起来慢慢挪动，两周后开始走路。从那以后，就没有什么能够阻挡我前进的步伐。"

　　"我记得分娩后两周，我开始走了一段相当长的路程，我当时心里想，我恢复得还不错嘛。一个月以后，同样的路程，我花了一半的时间就走完了。大家都说，当你的精力都专注于孩子身上，你根本就注意不到身体的疼痛。这是真的。我不介意我不得不剖腹产。我想，每天陪宝宝一起到外面散步，呼吸新鲜的空气，这对我的恢复起到了很大的作用。"

卡洛琳娜 S

严重的产后症状

　　产后并发症偶尔会发生在一些产妇身上。虽然发生的概率不是那么大，但一旦发生，就是非常危险的情况。如果出现以下一种或多种症状，请立即就诊：

- 出血时间过长或出血量突然变大（如果一个小时之内卫生巾就浸湿了，那么就是出血量过大），尤其是出现大的血块或大量的血块；停止出血或出血减少后，又突然大量流血；恶露中带有难闻的气味。
- 感觉头晕、眩晕或发烧。
- 腿部发肿或疼痛。
- 严重、持续的头疼——尤其是还伴随着呕吐或视力模糊的症状。
- 胸疼或呼吸困难。
- 排尿时候剧烈疼痛。
- 剖腹产切口处肿胀、发红或渗液。

膀胱和肠道

现阶段，膀胱收缩无力或漏尿是很正常的现象。想一下，在分娩的过程中（怀孕期间也是如此，所以即使是剖腹产的女性也难逃这个问题），女性的骨盆——那层支撑保护腹盆内器官如肠道、膀胱及子宫的肌肉和韧带——是如何工作的。大多数的情况下，这个问题在产后几个月内可以自行恢复，但我们也不能完全放任不管，等着一切自行变好：对于很多女性而言，膀胱收缩无力的问题会持续很长一段时间，或者在后面几次分娩中再次发作，不断困扰着她们。如果确实存在这个问题，请及时咨询助产士或医生。可选择的治疗方法有物理疗法，有时可能甚至需要手术。

同时——不好意思，我又要唠唠叨叨地重申一遍——坚持做那些烦人的骨盆运动，因为这是解决这个问题的最好方法，以及预防未来再次复发的重要方式。产后，助产士或者医院的理疗师理应详细地告诉产妇，应如何做盆底肌运动，也许还会发一个小册子或者其他的推荐。但对于很多产妇而言，是否有人告知她有关盆底肌运动,全凭运气 *。在法国,女性私密处的产后恢复被认为是头等重要的任务,法国的新妈妈们都可以免费参加盆底肌运动课程。如果你没有得到有关盆底肌运动的指导,也不要担心,在下文你可以找到相关的详细建议。你所需要做的就是找准相应的位置,然后收缩肌肉。现在,这可能是你最不想做的事情,而且很多女性根本懒得这样做,真是令人遗憾啊。但请相信我,如果你在咳嗽、大笑、打喷嚏,或者上尊巴舞课程的时候,发现自己有失禁的情况,那么请坚持做盆底肌锻炼,这是非常重要的。

"我有没有做过盆底肌锻炼?没有!我现在有时候大笑或咳嗽还会失禁。"

塞丽娜 G

盆底肌锻炼能够防止日后子宫脱垂,这指的是缺少骨盆的有力支撑而导致子宫、膀胱、尿道和直肠膨出,脱出于阴道口以外。这是一种令人惊讶的普遍现象。其中最主要的致病因素是分娩时生产用力过度,不仅给膀胱或直肠带来了严重的后果,而且还会引起疼痛和不适,甚至影响日后的性生活质量。

"没有人向我解释过,为什么你需要做盆骨肌锻炼。因为我从未做过,我生了第二胎后,患上了子宫下垂。虽然不是最严重的那种,但也足以给我带来了很多麻烦。我需要理疗来解决这个问题。我并没有预料到,生小孩竟然会导致子宫脱垂。我想大家对这个问题都是讳莫如深吧。"

丽贝卡 F

所以，你应该明白了吧，骨盆运动虽然很无聊，但是十分重要。也许过了几周才能见到成效，也许需要几个月，阴道等部位的肌肉张力才会得到良好的提升，但坚持才是关键。理论上，你需要坚持每天练习，指的不仅是现在，而是往后的每一天！好消息是，只要你掌握了骨盆的具体位置，以及正确的缩放方式，那么这个运动并不会花费你太多的时间和精力，任何时间、任何地点都可以进行——在刷牙的时候、等水烧开的时候、和银行经理聊天的时候都可以。正如洛伦建议道："我按照助产士的建议，在我家每个醒目的地方都贴了一张提醒单。这样，我每次看见了这个条子，就想起来做一套操。这个方法对我特别有效。"

坏消息是骨盆运动相当无聊，我记得自己也是三天打鱼两天晒网。是的，可以这样说，我现在不像过去那样热衷于"蹦床"了。

收缩运动：应如何做骨盆运动

- 首先，找准骨盆肌肉的位置，然后绷紧骨盆后面的肌肉和阴道肌肉。最好的做法就是，想象自己屏住不要放屁，同时也要防止失禁。另外一个做法就是，在这个过程中，缓缓地把一根手指伸入阴道后再将之夹住，不要紧张，在夹紧手指的同时吸气，可感受到手指被裹着的感觉，再进行放松并呼吸。重复做几次，每次紧缩的时间保持在 3 秒左右。

- 不要屏气，而且大腿、臀部等部位一定不要使劲，因为这不是我们需要锻炼的部位。如果你感受到这些肌肉在动，那么你的做法就是错了。在感受到了骨盆处肌肉的绷紧状态后，就可以将注意力放到阴道周围了，反复收缩保持一定的频率。

- 当觉得自己收、放都非常轻松时，可以将训练改为快速地收缩——放松的速度训练，尽量在 1 秒内完成一个来回的动作（即一缩一放）。

- 分娩后每天做 4 次，每次包括一套慢速和快速收缩运动。

排泄

产后直肠无力也是一种很正常的现象，因为女性下面的肌肉和神经可能在分娩中受损。另外一个原因是产妇害怕排便疼痛或担心缝口裂开（事实上，这个发生的可能性很小）。"我便秘很严重，大概过了 10 天，我的排便才基本正常，这给我带来了很多的不适。"莫莉 F 承认道，"我那时在哺乳，一直都饿得饥肠辘辘，可是我吃得越多，腹部就越疼，因为我拉不出来。因为这个问题，我当时觉得自己是全世界最邋遢的人！"

实际上，排便并没有你想象中的那么痛苦。拿一块干净的纱布盖住缝口或者红肿处，这有助于提高排便的信心。如果你有便秘的问题，那么可以多吃一些水果，并饮用大量的水，也可以咨询医生或药剂师，让他们开一点温和的泻药。

"第一次排便是最令我担心的事情。我吃了大量的水果。大便时，我小心翼翼地坐在马桶上，双脚放在矮凳上，用一块纱布盖住会阴处，然后心里默念祷告，最后终于成功了！"

丽贝卡 F

产后如果产妇感到直肠无力，或盆底肌肉收缩无力，那么可能会出现肠道胀气的问题——考虑到各种情况，这其实并不是什么严重的问题。同样的道理，产后偶尔也可能会发生粪漏，这可能会给产妇带来很多的麻烦（也被称为产后大便失禁）。如果患有这个病症，请不要过分担心，只要加强盆底肌的锻炼，这个问题一般都能自愈。是的，你需要坚持盆底肌的锻炼。但如果这个症状一直持续不愈，请咨询助你的助产士、卫生随访员或专业医生。这种情况下，你无须咬牙忍耐，就如膀胱控制的问题一样，同样有一些治疗的方法可以帮助产妇解决大便失禁。

分娩过程中，因为腹部压力过大，还可能会导致另外一个普遍的问题——痔疮（如果怀孕时产妇就有痔疮，那么产后这个问题将会变得更加严重）。如果产妇还伴随着其他的症状，比如缝针的地方又痒又肿，那么痔疮将会加剧产妇的痛苦。可以多吃一些高纤维的食物，饮用大量的液体，最好是水。也可以咨询药剂师，让他开一些非处方药品。如果情况特别严重，那么还可以让医生开一些药力更强的药（通常是清肠栓）。不过，痔疮的话，一般都会慢慢地愈合。

松弛的肚皮

哦，亲爱的！你怀孕的时候,巨大凸起的肚皮至少是一件值得自豪的事情。但现在，除非你能够说服整形医生给你做一个快速地拉皮吸脂手术，那么你现在的肚子上无疑堆积着很多肥肉，你的肚皮无疑是松弛的。你现在所能做的，只能是学会适应现在的体形——至少学会无视它，因为这应该是现阶段最不值得担心的事。现在绝对不是减肥的好时机，因为你需要养精蓄锐，积蓄所有的能量，来度过这段辛苦的产后恢复期。如果是哺乳喂养，那么你还需要更多的能量来分泌母乳。但如果你真的很在意这个问题，也可以通过短时间散步，以及做一些简单的强身健体的运动，来温和地调整这个问题。

母乳喂养有助于产后皮肤恢复紧致，因为宝宝吮吸乳头时，可以刺激妈妈的脑下垂体分泌荷尔蒙，以促进子宫收缩，有助于子宫恢复。而且母乳的产生会消耗大量的卡路里，间接帮助孕妈减肥。"我很确信，哺乳让我产后快速地瘦下来。我不知道这可以消耗多少卡路里，但我记得自己一直都感觉很饿，不停地在吃东西，但是却不长肉。"莫莉回忆道。另一方面，母乳喂养令产妇的饭量增加，所以很可能开始吃"两个人"的饭。现在来看，这并不是什么问题，但将来一旦你停止哺乳，那么你需要调整你的食量。

"我怀孕时体重增加了 60 斤，但产后很快就减下来了。有一段时间，我肚子上有一大块松弛的肚皮，每次穿裤子都需要塞进去。我现在经常拿这个开玩笑，但当时感觉太糟糕了。我老公过去经常说，你别忘了把肚子塞进去！产后过了几个月，它终于消失了。"

凯思林 E

恢复身材

大家普遍的观点是，至少应在产后 6 周以后才能开始锻炼。而且，首先还要征得医生的同意，并且一切谨慎为宜。剖腹产的产妇可能还需要更长的时间。产妇现在的状态无疑不适合锻炼身体，不仅体力不支、筋疲力尽，而且手头上可能也没有太多的空闲时间。产前受到荷尔蒙激素的影响，产妇的关节和韧带都是松弛的，现在的身体状况仍旧非常脆弱，运动受伤的概率也增大了。实际上，这种状况会持续 6 个月以上，因此，即使你开始锻炼身体，也要特别小心，避免进行冲击力很大的运动。

这些荷尔蒙还可能会导致产后腹直肌分离，即妊娠期间，增大的子宫使得腹壁扩张延伸，两侧的腹直肌会从腹中线也就是腹白线的位置向两侧分离。一般产后 3~4 个月内，腹直肌会恢复到原来的位置。在此之前，最好避免激烈的仰卧起坐、卷腹等动作。体检时，助产士或家庭医生将会检查腹直肌，确保宽度正常。一般情况下，都会恢复到正常的位置，但偶尔也会发生腹直肌两侧之间有凹陷的深"沟"存在。如果是这种情况，那么可能需要理疗，甚至可能需要手术进行修复。如有这方面的疑问，请向你的医生咨询。

与此同时，现在最佳的方法就是，通过一些简单的运动，来恢复产后体力和身材，比如用亲密背巾把宝宝背着，或者推着婴儿车出去散步，这不仅能增加运动的强度，而且在此过程中，妈妈可以呼吸一下新鲜的空气，宝宝也很有可能就香甜地睡着了。

另外，通过一些温和的腹肌训练，也可以帮助腹直肌恢复到原来的位置。下文中将对此有更详细的介绍。这套动作只要你觉得身体能适应，就可以开始做。一天坚持几次，最好配合着盆底肌锻炼一起做。

贴士

对于很多新手妈妈而言，后背疼痛是一种很常见的问题，锻炼腹肌将有助于缓解或预防背部疼痛。请记得，锻炼腹肌的目的不仅是为了恢复身材，它将会给你的背部和骨盆提供有力支持，并保持其稳定性。

对付产后肚皮，恢复小腹紧致：腹部运动

可以立刻开始收紧腹部运动：

- 收缩腹部肌肉，感受到内部肌肉缓慢地靠近脊柱，保持这个姿势几秒后，放松肌肉。
- 增加保持这个姿势的时间，达到 10 秒后，再放松肌肉。

- 然后大概重复 4~5 次。

骨盆运动：
- 既可以躺在垫子上，双膝弯曲；也可以靠着墙站立。
- 使用腹部肌肉，吸气鼓起腹部。呼气将尾椎骨向肚脐方向抬起，臀部不离开地面。抬到最高处时，收紧臀部肌肉。
- 保持这个姿势 10 秒，然后放松肌肉重复。

"我们又不是超级名模，如果我们从产房出来时，穿不进小号的牛仔服，也没有什么好伤心的。这才是真实的世界，请降低期望值，尽情享受陪伴宝宝的时光，不用过分担心身材的问题，反正现在大多数时候，我们穿的都是睡衣。"

妮寇拉 L

妊娠纹

有些女性怀孕时肚子上会长妊娠纹，但有些人则不会，这主要还是基因的问题。刚开始的时候，妊娠纹非常明显，是一条深红色、紫色或棕色的线，但慢慢地会淡化成一条细细的银线，可能不会完全消失。有时，除了肚皮，胸部、大腿也会受到影响。"我的肚皮上留下了非常明显的妊娠纹。"珍妮说道，"我记得，我妈妈看见后发出一声刺耳的尖叫，妈妈这样也太不委婉了！最后，难看的妊娠纹慢慢地变淡了，我甚至还勇敢地尝试了一次比基尼。不过，我想妊娠纹完全消失是不可能了。"

"我在妊娠纹上一直坚持涂抹妊娠膏，这对我很有用。我每天早晚都虔诚地坚持涂抹，它们绝对变淡了不少。"

丹妮 B

虽然市面上有各种各样的妊娠霜和妊娠膏，都宣称能够有效地去除妊娠纹，但并没有确凿的证据能够证明它们确实有效。因此，我们还不如省点钱，坚持使用价格更便宜的滋润霜，据说里面含有维生素 E，所以疗效很好。如果你真的是非常急切，现在有激光或整形手术承诺，可以将这个难看的印记完全去除。但无须说的是，这些都不属于医保的范围，所以花费不菲。对于大多数的女性而言，最好的做法还是学会接受现实，毕竟这是"生宝宝的军功章"。付出这个代价，很少有妈妈会觉得不值得。还有些妈妈故意将皮肤晒黑，以掩盖最难看的部位，也许我们不用将比基尼永远地束之高阁。

"我肚皮上长满了可怕的妊娠纹。起初我真的感到很烦恼，但后来它的颜色慢慢变淡了，我也不再在意啦。我现在虽然再也不能穿露脐装或比基尼，但这个代价微乎其微。没有它们，就没有我儿子。"

玛丽安 O

乳房下垂

乳房下垂是女人生孩子一个普遍的后遗症。怀孕时胸部扩张延伸，导致韧带和纤维随之也被拉伸。现在美国有一些研究显示，哺乳本身并不一定会导致乳房下垂，因为怀孕期间乳房已经受到影响。因此，我们不需要因为害怕乳房变形而推迟哺乳。

以后等身体修复好了，就可以开始锻炼。我们可以通过游泳或举重，让乳房变得更加紧实，但遗憾的是，乳房可能永远也无法恢复到以前的模样。如果你真的很在意这个问题，而且你真的很有钱，那么整形手术也是一个选择，不过我真心觉得没有必要考虑动手术啊。我们可以骄傲地挺起"不一样"的胸膛，再佩戴一个提升效果极佳的内衣。

"老实说，我的乳房一直也不是很坚挺，但生过孩子以后，乳房确实变得越来越下垂，似乎都垂到地板上了。我不得不提醒自己，我的乳房做了一件很了不起的事情——喂养了我的宝宝。我也考虑过动手术，但想到如果手术失败，我的孩子就会变成孤儿，于是就放弃了这个念头。不过，游泳、俯卧撑确实有用。而且，戴一副神奇的内衣，至少在衣服底下看起来还不错。"

阿莱克斯 G

后背疼

怀孕时分泌的荷尔蒙让孕妇的身体变得更加柔软，以便做好分娩的准备，但不幸的是，这也会让背部和骨盆的韧带变得更加松弛，导致背部疼痛，且更容易受伤。松弛的腹部肌肉改变了孕期的身体姿势，也对背部造成了压力。再加上，产后所有抱宝宝、弯腰、摇晃宝宝、喂奶的动作都会加重背部疼痛。背痛跟乳房变化也有一定的关系，因为分泌乳汁，乳房变得超级重，这也进一步加重了背部的压力。总而言之，背部疼痛成为产后普遍的问题，一点也不奇怪（有时还会持续很长一段时间）。

通常，家庭医生对此也没有太多的办法，不过，产妇可以通过一些方式来缓解背部的疼痛，比如：

- 平时多走动，因为静坐不动反而会令背痛加剧。每天多散散步，坚持做一些温和的腹肌锻炼。6周后如果恢复情况良好，可试着做一些瑜伽和普拉提，据说可以缓解背痛，但你需要找一名有资历的教练，并确保让他们知道你刚生完宝宝。

- 平时做一些温和的颈部和背部拉伸运动，以缓解背部承受的压力。试着将双臂举过头顶，保持这个姿势几秒钟后，再放松肌肉，然后重复这个动作。或者慢慢地将头部转向一边，再转向后面；再将头部转向另一边，再向后转。然后重复这个动作几次。

- 观察自己的姿势。无论是坐着、站立、抱宝宝、推婴儿车，还是照顾宝宝时，一定要时刻提醒自己挺直背部。喂奶时，用垫脚凳垫高脚，并在后背放一个垫子，将宝宝抬高到适合喂奶的高度。时刻从膝盖处弯曲，而不是背部。在提重之前，加强腹肌和盆底肌的锻炼（如有可能，应避免提任何重物）。

- 如果乳房似乎加剧了背部的疼痛，那么给自己购买一个质量很好的内衣。同时，穿着舒适的鞋子，并避免穿高跟鞋。

- 请人帮你按摩背部放松一下——也可以让你的另一半帮你按摩。

产后检查

产妇应在产后42天进行健康检查，以便医生了解产妇的恢复情况，产后检查可能包括：

- 测血压、称体重、尿常规，如果缺铁性贫血，还要复查血常规。

- 检查伤口和缝口的恢复情况，确保产妇完全康复，或恢复良好。

- 检查子宫，便于确定子宫是否恢复到了正常的尺寸和状况，确定子宫情况一切良好。

- 询问恶露是否停止，是否存在任何不正常的出血。

- 询问膀胱和肠道情况是否恢复正常，并推荐产妇进行或坚持做盆底肌运动。

- 询问是否有过性生活。如还没有，医生建议可开始性生活。他可能还会进行避孕指导。

- 检查腹直肌是否合拢。如果产妇愿意，医生将建议可开始锻炼腹部肌肉。

- 如果到了宫颈涂片检查的日期，预约进行常规宫颈检查。

- 询问是否是母乳喂养。如果是的话，哺乳是否顺利。

- 询问产妇是否有什么不正常的情绪低落，以便确定产后心理健康。

如果对以上或其他问题有任何忧虑，请向医生咨询。当然，如果在产前检查之前或之后，需要进行检查，请不要迟疑，拿起电话，和医生预约体检。

适应新体形

最初的恢复期结束后，产妇有可能会发现怀孕和分娩对身体的影响是长期的。产后的体形和产前相比存在着巨大的差异。也许，你的小腹再也不会完全平坦，胸部总是明显下垂，妊娠纹永远也不会完全消失，私处永远有一块伤疤。看见身体松弛或凹凸不平的部位，有些女人觉得这个代价是值得的，因为这赋予了我们做母亲的权利。正如卡洛琳娜所说："我现在有了孩子，怎么会在乎体重的问题呢？别人这样认为我觉得很好笑。"但对于很多女性而言，产后的各种遗留问题，比如对自信心的打击，甚至对性生活的影响，都让她们难以接受。请给自己一点时间，适应新的身体外观，并时刻提醒自己，你的身体做了一件多么了不起的事情。购买一些新衣服、鞋子和内衣，这将有助于提升你的自信。你绝对值得这样做。

"身体的改变让我感到很震惊：恶心可笑的肚子、一塌糊涂的私处。我有生以来第一次对自己的身体感到不满意。而且，这些变化都是永远的，再也不能恢复到以前的样子。分娩永远地改变了我们的身体，不仅如此，还给我们带来了负面的情绪影响。"

丽贝卡 F

恢复身材

如果你真的很介意是否能够恢复到或至少是比较接近于以往的好身材，那么请不要只是坐在那里想想而已，立即找一个训练师开始锻炼身体。对于新妈妈而言，运动是个非常棒的主意，不仅可以减肥，而且还有益于身心健康。如果你能找到人帮你照顾孩子，那么运动也可以成为非常宝贵的独处时间。但重要的一点是，首先你需要征得医生的同意。过早开始运动，将有碍于产后的身体康复，并且你现在的身体状态也不适合剧烈运动。怀孕时的荷尔蒙仍旧残留在你的身体里，并且很长一段时间内，你的关节和韧带受到伤害的风险依旧很大。因此，请坚持小幅度的运动项目，比如游泳、走步机、推婴儿车出去散步、普拉提，或者参加产后锻炼课程。要避免做高难度、高强度的运动，比如跑步，或高负荷的有氧健身操。你的身体至少需要恢复到足够强壮，才能开始提高运动的强度。

请不要过度操劳，我们的目标应该是温和地、慢慢地、循序渐进地恢复健康，回到以前的身材。有人说，我们体重增加花了9个月，那么减肥也需要9个月的时间。对我来说，这个说法非常明智。请不要节食，尤其是如果你还在哺乳的话，因为你需要积蓄所有的能量，来顺利度过为人母的第一年。保持均衡的膳食，并对膳食习惯做一些明智的改动（如有需要的话），避免脂肪含量高、含糖高的零食，并控制每日摄入的食量。如果你真的很急切，打算系统地进行减肥，那么可以加入瘦身俱乐部。做到理智减肥，循序渐进，逐步推行。

"我匆忙地赶去健身房，健身后，快速地冲个澡，然后再飞快地赶回家喂奶，累得我心脏病都要发作了。我完全崩溃了，真希望有人在过去提醒过我，这样做是不是有点傻。我很快意识到，健身房最适合我做的是游泳和蒸桑拿。我学会了不要企图在第一年就瘦身成功。"

海蒂 S

同时，也不要被电视上的名人所迷惑。那些明星好像产后才1个月，就不费吹灰之力穿上了紧身皮衣。实际上，她们为了实现这个效果，基本上都累掉了半条命。另外，她们还拥有私人教练提供专业的指导，而且，她们都花钱雇别人照看孩子。

"你花了9个月贴上去的肥膘，也需要9个月减下来！我有朋友3个月就穿上了紧身牛仔裤，这不禁让我感到很嫉妒。不过，我看到自己怀孕时的照片，看上去就像一条搁浅的鲸鱼。现在我的体形已经好多了，想到这里我不禁松了一口气。"

克莱尔 F

当然，如果你希望顺其自然，让体重自然降下来，逐渐地恢复到以前美好的身材，也是可以的。也许，你没有付出太大的努力，就恢复了往日的身材。甚至，你可能还会成为某些幸运的女人，产后变得比以前还要苗条。这通常是因为你平时忙得都没有时间吃饭，或者你忙得脚不沾地，刚开始是一天到晚抱着孩子；等孩子能够走了，你又要开始一天到晚跟着他到处跑，以防止他又调皮捣蛋。正如莫莉 F 证实道："讽刺的是，我比怀孕前还要瘦两个码。我自然而然地就瘦了下来，我想这是因为当妈以后，我的生活比以前要忙碌得多。我需要一直跟在我女儿屁股后面，不停地跑来跑去，不停地上楼梯、下楼梯。"

第九章

产后心理健康

大多数妈妈发现，第一个宝宝出生后，她们的生活就如同坐情绪过山车一样。虽然高潮的时候非常美好，但对于大多数人而言，总有很多低潮的时候需要面对。坦白地说，本章的有些内容有一点压抑，但对于很多妈妈而言，这就是宝宝出生后的现实生活。我的目的并不是试图描述一幅负面悲观的景象，我只是想让大家知道，如果你发现自己被焦虑所击倒，被内疚所撕裂，对孩子无时无刻的需求感到手足无措，对新角色感到迷惑，对你的另一半不住发火，或者有时仅仅是寻找一丝微笑的理由，那么请相信这一切都是相当正常的。宝宝出生后的第一年，如果生活变得很辛苦，请找人和你聊聊自己的内心感受，不要将一切都压抑在心里，这并不是一个好主意。如有需要的话，请不要羞于寻找支持或特殊的帮助。老实说，很少见到不需要这样做的新手妈妈。

"我遇到过很多妈妈，和她们聊过天后，好像很多妈妈都觉得自己不够好。于是，我意识到所谓的完美妈妈只是一个幻觉。你在街上遇到任何一个妈妈，她们都觉得别人才是完美的妈妈，而自己却一塌糊涂。其实一切都是相对的。"

查理 C

难产

如果分娩的经历让你受到惊吓，你不是孤单一个人。无论你在产房里经历了什么，比如难产，或者意想不到的医学干预措施，孩子早产或身体不好，或仅仅是你对身边的事情失去了掌控的感觉，或你的意愿没有得到支持等等，这些经历可能会让产妇难以释怀，这也是相当普遍的感受。根据英国产伤协会研究，在英国，每年大约有 10000 名女性在产后患有创伤后应激障碍（PTSD），并且有更多数量的女性至少出现过某些症状，比如：创伤性再体验症状、情绪麻木、睡眠障碍、烦躁易怒、对性生活失去兴趣、无法和孩子建立亲子联系等。如果有这方面的倾向，你可能会感觉自己孤立无援、心生内疚，觉得一切都是你的错（无论是哪种情况，请相信这绝对不是你的错，创伤后应激障碍可能会发生在任何人的身上）。创伤后应激障碍的问题也不应该被忽视，因为它会让产妇对医院或就诊产生持久的恐惧，使其在未来都不敢再生孩子。

"我本来计划在家里生孩子，因为我希望，我的孩子能够以尽可能'美好'的方式来到这个世界。但最后我不得不转到医院，接受我一直排斥的医院治疗。我觉得自己就是个失败者。10 个月以来，我简直一团糟。每次看到儿子额头上因为产钳造成的伤疤，我就感到很内疚。我花了很长时间才和宝宝建立起亲子感情，因为我憎恨他对我的身体造成的影响。两年过去了，时间终于治愈了一切创伤，我也终于平静地接受了现实。我学会了接受这一点，我无法改变已经发生了的现实。"

鲁斯 D

开诚布公地谈一谈

有些人说，和医疗专业人士认真地聊一聊，了解难产过程中发生的各个细节问题，有助于产妇产后心理建设。你可以要求获取你的就诊记录，并请家庭医生或社区助产士帮你理解这是什么意思，也可以联系分娩医院或分娩中心，预约咨询服务。许多产科医院都提供类似的专业服务热线，一般也被称为"分娩简报"或"分娩回顾"。尽管专家们对这个谈话过程是否有用仍旧是众说纷纭，但试过的妈妈都说，这个经历给她们带来了积极正面的影响。

贴士

如果你对分娩过程中发生的事情有任何的不满，你可以在英国产伤协会和改善分娩服务的网站上，找到如何提出正式投诉的建议。另外，你也可以直接联系医院的病人咨询服务台。他们也会教你如何做。

"我申请了医院的'分娩简报'服务，非常简单明了。助产士向我仔细地解释了我的就诊记录，并告诉我发生了什么事情，为什么需要这样做，以及那些术语的含义是什么。我很高兴我这样做。我们很多人对生孩子的记忆都是可怕的。有人帮助我们理解到底发生了什么事情，并且让我们明白之所以这样做是要保全大局，这会有所帮助。"

阿里森 F

难产：如何应对产伤

* 将心里的感受说出来，最好找家庭医生、助产士或心理咨询师等专业医学人员聊一聊，他们可以提供专业的帮助。也可以和你的伴侣、好朋友、值得信赖的亲戚，或有相同经历的人聊一聊。

- 在英国产伤协会的网站上找到相关的有用信息。虽然他们不提供电话帮助热线，但是他们有一群志愿者以电子邮件的形式，给产妇提供支持和服务。
- 与医疗专业人士进一步探讨你的分娩记录。
- 照顾好自己。刚开始，将每一天过好就可以，不要太过劳累，期望值不要过高。坚持均衡的膳食，温和的运动，尽量找时间让自己放松一下。
- 将分娩经历写出来，或发表在博客上，你会发现这种方法具有很好的发泄效果。
- 请家庭医生将你转诊到心理治疗科。创伤后应激障碍最好的治疗方法是：谈话治疗，比如咨询或认知行为疗法。并非所有的家庭医生都明白什么是创伤后应激障碍，如果你的家庭医生或助产士听到后眼神茫然，你可以下载英国产伤协会的建议小册子，然后给他们看。

应付混乱的生活

欢迎来到你的新工作岗位。无论你以前做过什么职业，宝贝，毫无疑问，从来没有哪份工作像现在这份一样，无论是对你的体力还是心力都是一种高要求。不仅工作时间不定，而且 24 小时值班，既没有升职，也没有正面评价，你的老板完全依赖于你，并且经常提出无理要求。虽然你是负责人，但你既不知道自己在干什么，也不确定怎样才能让"公司不破产"。如果你被这个巨大的责任所压垮，感到身心疲惫，这一点也不奇怪，你绝对不是一个个案。就如艾玛 H 承认道："我觉得 24 小时的工作性质让人无所适从，我简直不能相信，竟然没人在下午五点半对你说：'好的，你现在可以下班了，明天早上再见。'"

事后很多妈妈回想起最初的几个月，她们都说那时的"记忆是一片模糊"，并且认为"糊糊涂涂混过去"是唯一可行的策略。请记住这一点，如果你在适应新生活的各项挑战中，觉得力不从心，这绝对是正常的。即使你以前也不是掌控欲特别强的人，你仍会觉得各种要求接踵而来，各种混乱应付不暇，真的是一项难以完成的任务啊。

"我觉得对我影响最大的就是，巨大的责任让我喘不过气来。我是唯一能够给宝宝喂奶、照顾宝宝的人。我真的不清楚自己应该做什么。这种巨大的责任感让我感到害怕。女性虽然擅长同时处理多项任务，但照顾一个新生儿绝对比任何时候都更需要这项技能：你需要不停地思考，下次什么时候应喂奶、挤奶、用奶瓶喂、换尿布、午睡……并且拼命地盘算着抽空洗个澡。难怪我这么焦虑啊！"

丽贝卡 F

有规律的作息确实会让生活变得更容易。经过了最初的几个月，宝宝进食、睡眠以及醒来的规律将会慢慢养成。这时，你随着育儿经验的不断丰富，育儿技巧的日益娴熟，那么你将从早期的手足无措和慌乱不堪，变得越来越自信，在各种情况下都能应对自如。我的意思不是说后期带孩子会更简单（未来，我们还要面对宝宝出牙、添加辅食、会爬、分离焦虑、闹脾气和其他更多的问题），但只要熬过了最初的几个月，我们绝对有能力更好地应对未来的各项挑战。而且，当孩子慢慢长大，他们也会给家长带来越来越多的回报：宝宝微笑，宝宝发出咿咿呀呀的说话声，宝宝拥抱，宝宝学会说话——如果你的宝宝还没有抵达这个阶段，那么将来的这些成长会让你感到特别有价值。

放慢生活节奏

我的建议是，尽可能地放慢生活的脚步，最大化地利用产假，在家里陪伴宝宝。如果你真的开始重返工作，那么尽可能地享受和孩子在一起的时光。目标不要定得太高，抓住一切机会让自己放松一下。最重要的是，时刻提醒自己，现在生活和以前不同了，早一点接受这一现实。虽然有极少数的家长能够维持以前的生活方式，但大多数的人都做不到（我记得有一次在电影院，我在电影结束后起身，却惊奇地发现我前排的女人腿上还睡着一个刚出生的婴儿）。我记得，我第一个小孩出生后 3 个月时，我就带着他去纽约旅行。我原本的计划是购物，去餐馆享受美食，然后悠闲地在宾馆度过两晚。但是，我们刚一抵达宾馆，宝宝就哭个不停。第一个晚上，我们想尽办法，试图哄她在轻便婴儿床上睡觉，可是她闹了一整个晚上，于是，我们不得不提前终止旅行。我想要表达的是，不要试图维系过去的生活方式，这可能无法实现。还不如，接受并享受现在崭新的生活方式吧。

"我很快就意识到，过去那种拿起手袋出去逛街的日子，已经一去不复返了。悠闲地吃完一顿饭、聊天已经是一件很难得的事情。但真的没有必要感怀悲伤。我们的生活现在由宝宝说了算，而宝宝一般都是赢家。"

妮寇拉 L

秩序，秩序：如何应对混乱

· 分清事情的轻重缓急。通常，现在生活最重要的事情是：尽量将孩子照料好；为自己和伴侣多留出一些时间；完成基本的家务；交朋友，多出去走动。至于其他的一切，尽量顺其自然，将期望值调整到最低。现在绝不是装修房子的好时机。

- 学会依赖别人，尽可能地下放任务。如果你妈妈想帮忙做些什么，那么请她帮忙打扫一下卫生；如果你的老公在你身边上蹿下跳，那么让他去厨房搭个手。可以考虑建立一个非正式的任务分配系统，如果觉得太过正式，也不必写下来，但如果每个人都能承担一定的任务，这真的有所帮助。
- 尽可能地保证每天在同一时间做同样的事情。利用自然的模式，为你和孩子建立某种规律的作息。
- 和其他的妈妈见面，谈谈互相混乱的生活。
- 避开让你感到压力很大的事情。坚持可控的生活方式。比如，如果你不喜欢带着孩子去买东西，那么你可以在网上购物。
- 使用一些简单实用的方法，让生活变得更加井然有序。比如，在冰箱上贴待办事项清单；在门边准备一个妈咪包，以便随时可以出门。
- 如果情况允许，尽可能地放慢生活的脚步。不管做什么事情，或者去什么地方，给自己充分的时间慢慢完成。有什么好急的呢？
- 保持乐观的态度。日子不会永远都是这样混乱不堪，至少，你不会永远这样不知所措。随着时间的推移，生活将会变得更加轻松容易。真的，的确如此。

产后焦虑

面对第一个宝宝，新晋妈妈一定会感到某种程度的焦虑。宝宝是如此脆弱、如此幼小，我们作为母亲，本能地就会对他们的健康和安全感到担心。另外，我们还担心应如何满足孩子的各种需求，以及我们的做法是否正确。面对没有确切答案的各项难题，我们感到不知所措。

作为一个新手妈妈，焦虑是正常的，而且我也没有必要建议你们不要焦虑，就像我不能叫你不要呼吸一样。但请记得这一点：极端的、耗尽心力的焦虑可能是产后抑郁的症状之一，而且它本身也是一种心理障碍——产后焦虑症。如果出现这样的症状，请密切注意。如有需要，请及时寻求帮助。

不要这么辛苦

现代社会对妈妈的期望值很高，就如诅咒一般，进一步加剧了现代妈妈的焦虑。最近，在"育儿"的问题上，我们承受着巨大的压力。有些原因很奇怪，可能是因为现代媒体对成功过分关注，导致大多数的女性都一心想成为"完美的妈妈"（以及拥有完美的家、完美的婚姻、完美的事业）。毫无疑问，这些都是不可能实现的事情，于是我们就感到很内疚。正如阿莱克斯G说道："无论我们做出什么决定，现代社会对我们总是很挑剔；如果我们不是母乳喂养，我们就是糟糕的母亲；如果我们母乳喂养太久，那就是太奇怪了；如果我们工作，那我们就是自私的母亲；如果我们不要工作，我们就很无聊。反正你怎样也赢不了。"

> "我力求一切将做到正确无误，简直到了痴迷的地步。我严格按照《婴语的秘密》（*Baby Whisperer*）那本书的指令，尽力把孩子培养成一个快乐知足的孩子。我记得我问网上的妈妈朋友们：孩子在开心地发呆，我是应该不管他，还是只要宝宝醒着，我就应该和他一起躺在地板上，陪他说说话，与他一起互动？"
>
> 海蒂S

让我告诉你，努力做一个完美的妈妈是没有意义的，因为你一定会失败。没有人是完美的，完美的妈妈就更不可能，我们绝不可能达到如此高不可及的高度。我们不如设定一个更好的目标：做一个"足够好"的妈妈就行。确保孩子吃好、睡好给孩子足够的爱，那基本就没有问题。有些妈妈好像看起来什么都比你更胜一筹，不要和她们比较，也不要因此而大受打击。

不要拿你的宝宝和别人家的孩子比，或者自己和其他的家长攀比；也不要因为受到竞争心极强的家长影响，而卷入一场"育儿比赛"，因为这样做的话，你将会失去理智。而且，无论你心里怎么想，尽可能地不要去评价其他的妈妈。毕竟我们都是统一战线的，以心比心。

"我女儿有腭裂，导致她进食困难。而且，她左髋关节脱臼，这意味着出生后4个月她必须佩戴一个特殊的护具，所以我们只好跟'完美'说再见了。我最后都不愿离开房子，而变得离群索居，我想远离一切的亲子俱乐部，这样我就没有必要向别人解释，为什么孩子要佩戴特殊的护具，为什么她要使用特殊的奶瓶。我很嫉妒其他的妈妈朋友们，以及她们看起来完美无缺的生活。实际上，她们的生活可能并不完美，但我感觉就是这样。"

艾米丽D

接收正确的建议

在为人母的第一年中，新手妈妈很可能会出现焦虑的情绪。如果得到正确的指导，那么这种短期的焦虑将会得到有效的缓解。当然，我们最不缺的就是建议，无论是来自卫生随访员的专业建议，还是育儿书籍、小册子、互联网上如浩海一样的育儿理论，或是来自亲朋好友甚至完全的陌生人的个人意见。有些建议是你主动咨询的，还有一些是别人主动给予的。虽然有用、明智、实用的建议仿如雪中送炭，能够帮助我们更加客观地看待问题，或有效地解决问题，避免我们手足无措。但有些建议具有误导性，只是一些陈年老调，甚至是馊主意，它们反而会让我们更加摸不着头脑，尤其是我们刚开始并没有主动开口征询。正如莫莉 F 所揭示的那样："你只要在街上走路，就会遇到很多善意的邻居，告诉你应采取何种睡眠训练方法，以及何种喂养方式。各种建议是源源不断，而且经常是互相矛盾的。"

请试着对你收到的信息进行过滤。你需要决定哪些信息值得信任，而哪些信息需要无视。如果不确定，学会再询问第二个人的意见。"过了几周后，我学会了一只耳朵进，一只耳朵出。"莫莉说道，"如果我真的需要答案，我将求助于我的家人、卫生随访员或我信任的育儿网站。"

最终，你会发现你才是最佳的决定者，你知道什么才最适合你的宝贝，就像丹妮做的那样。"关于如何育儿，我们得到了天底下所有的忠告，但在大多数的情况下，我们会选择依本能行事。"她承认道，"我们做我们认为正确的事情，而且结果总是最好的。"

"关于如何处理来自父母、阿姨以及粗鲁无礼的陌生人的建议：先听，然后点头表示同意。因为与其争论更痛苦，更费时间。反正你知道你将会按照自己的直觉，不断尝试，宁愿不断犯错。每个小孩都是不一样的，适合上一辈的育儿观念不一定就适合你。切记：微笑——点头；微笑——点头。"

娜塔莎 H

当妈后总是觉得疲劳怎么办

睡眠不足将会严重影响产妇的心理健康。当夜幕来临，恐惧之情就像毯子一样笼罩着你。当你 8 点钟爬上床，心里却清楚地明白，不久你又要从温暖的被窝里爬出来。在白天，你累得四肢无力，你脾气变得容易烦躁或情绪低落，这不仅会影响你的正常生活、工作，而且还会影响到你的人际关系。极度疲劳甚至可能成为产后抑郁症的触发因素。

> "至少有3个月，我就像一团灰霾一样行走着。我是那种睡得好才能正常工作的人，于是，我在白天总是笨手笨脚，一直觉得精疲力竭。但是，我们不得不学会按照孩子的生物钟来安排生活。老实说，这种疲惫感让我对是否再生第二个孩子感到迟疑。想到需要重新再来一遍，我就吓得直打哆嗦。"
>
> 鲁斯D

有了孩子以后，家长晚上的睡眠经常会被孩子打断，变得断断续续。虽然疲倦是每个妈妈都必须学会适应以及接受的事情，但是，以下几种方法值得一试：

- 只要有机会，就小睡一会儿。这虽然说起来容易，但做起来难——并非所有的家长都能在白天睡得着。而且，有些宝宝睡眠时间就是很短。另外，你肯定还有衣服要洗。但是，如果可以的话，请尽量抓紧时间补觉。
- 早点睡觉，甚至可以早到和你宝宝同时睡觉。傍晚时先睡一个好觉，有助于你面对后半夜支离破碎的睡眠。
- 健康饮食。这有助于提供能量补给，让你在白天能够有精力应对这一切。
- 让你的另一半也承担育儿的任务，让他也参与晚上喂奶。如果你们是配方奶喂养，那么可以尝试一个晚上上班与一个晚上休息的轮班制。如果你们是母乳喂养，你老公仍旧可以参与。妈妈把奶挤出来后，让宝宝偶尔用奶瓶喝奶。即使你老公第二天需要上班也不应该成为他的借口。
- 处之泰然。生活不会永远这个样子。如果你的宝宝6个月后还不能睡整夜觉，那么你可以采取一些积极的措施，对他进行睡眠训练。与此同时，帮助宝宝培养良好的睡眠习惯，这将决定家长在未来是否能睡个好觉。

"我认为，关键在于尽可能地抓住一切机会小睡。只要宝宝睡觉了，你就睡。虽然这意味着你可能将变成一个隐士，但这确实有所帮助。如果我白天补觉了，那么晚上喂奶就没有那么难熬。"

瑞秋 G

产后失眠症

过度疲劳和焦虑导致许多新妈妈出现失眠的问题。即使宝宝醒来后迅速入睡，大人却睡不着了；或者宝宝已经可以睡整夜觉了，但是大人却不行。不幸的是，这种恶性循环可能会持续很长一段时间。

"我的儿子晚上经常醒，我就一直睡不好，后来发展成了失眠。老实说，有一段时间，我都觉得自己快要坚持不下去了。我变得烦躁易怒，早上总是哭。后来我发现推着婴儿车出去散步、吃大量的巧克力、7：30 就上床睡觉，对睡眠大有好处。最后，我的家庭医生给我开了安眠药，这意味着，我可以让我老公或者我妹妹帮我照看孩子，我晚上就可以休息。最后我接连 3 天吃安眠药，终于治好了我的失眠。宝宝现在睡眠也很好，但我现在回想起来，仍是觉得可怕。"

维基 L

太累了反而睡不着：如何应对产后失眠

*   白天或傍晚时，做一些温和的运动。但不要在接近就寝的时间运动，否则可能会让你过度兴奋，反而睡不着。

- 睡前播放舒缓的音乐，或尝试做一些深呼吸或温和的伸展运动。渐进性放松肌肉效果也很好：使身上的主要肌肉群逐个绷紧，然后再放松。先从脚趾和脚开始，然后到腿、手臂、肩膀、脸部以及脖子。
- 晚上应避免摄入咖啡因、酒精以及糖，因为它们会加剧失眠。试着喝杯温牛奶或花茶。
- 尝试一些非正统的治疗失眠的方法，比如催眠疗法、芳香疗法、灵气疗法、针灸、反射疗法等。和其他的替代疗法一样，这些治疗失眠的方法并不一定保证有效，但尝试一下也没有任何损失。
- 如果你完全清醒，那么从床上起来，到另外一个房间去，看书、听音乐，或观看一些（安静）的电视节目，直到你再次有了倦意。
- 向你的家庭医生咨询一下安眠药，这一般被当作是最后的治疗方法。你可能会担心对药物有依赖或副作用，不过，短期使用安眠药将有助于打破失眠的困境，尤其是如果你急切地想解决失眠的问题。另外，安眠药并不适合母乳喂养的产妇。
- 切记，失眠有可能是产后焦虑或产后抑郁症的症状之一。如果身体出现其他类似的症状，请及时获取专业帮助，这很重要。

产后抑郁症

什么是产后抑郁症

虽然在为人母的第一年，新手妈妈有时感到不开心、焦虑或自信心不足，这都是非常正常的现象。但如果出现严重的、持续的抑郁症状，那么产妇有可能患有产后抑郁症。典型的产后抑郁症一般在产后 6 周内发生，可在 3~6 个月自行恢复，但严重的也可持续 1~2 年。产后抑郁症是非常普遍的病症，一般 10 个产妇就有 1 个曾患有产后抑郁症。最近的调查发现实际的数据可能还远不止此，将近有 1/3 的产妇都曾患有某种程度的产后抑郁症。毫无疑问的是，我们无法确切地计算出具体的数据，因为有很多案例并未得到诊治。最根本的一点是，如果你不幸患有产后抑郁症，那么你绝对不是一个个案，也无须为此感到羞愧，这绝对是可以治疗的。

> "我确信，每个人生完小孩后，情绪上都会发生改变。每个人（包括我自己）都曾报告过，有时会感到情绪低落，觉得自己没用，对什么都不感兴趣，感觉自己就是个垃圾妈妈。但很多人并没有得到正式的诊断。我想，在某种程度上，我们多多少少都有一点产后抑郁。"
>
> 佐伊 M

产后抑郁症的病因是什么

没有人知道原因。产后抑郁症也没有特定的病因，但有可能是因为某个触发因素所导致的，包括抑郁史、童年的痛苦经历、其他压力事件、荷尔蒙变化、缺乏社会支持、照顾小孩过度疲劳，以及分娩、为人母经历带来的巨大冲击等。尽管有一些妈妈患上产后抑郁症的风险更大，但每个人都可能成为其受害者。有一件事是肯定的，如果你患有产后抑郁，这绝对不是你的错。

产后抑郁症有哪些症状

产后抑郁症的症状包括：

- 情绪抑郁；易流泪、哭泣、绝望、烦躁易怒。
- 过度焦虑，总担心有可怕的事情发生；惊慌焦虑。

- 经常感到紧张；自我评价降低；无力感。

- 易疲倦；失眠；睡眠过度；无精打采。

- 麻木；无法放松、享受生活、开怀大笑；对任何事情都不感兴趣。

- 自罪感；自责。

- 肢体疼痛；头痛；腹痛。

- 食欲下降，或强迫性进食。

- 思维力减退，或注意力涣散。

- 对孩子漠不关心；无法和孩子建立亲子联系；后悔生了孩子。

- 有伤害自己和婴儿的念头；反复出现死亡或自杀的想法。

- 对丈夫不感兴趣，或充满敌意；性欲减退乃至完全丧失。

贴士

如果身上出现 5 个以及 5 个以上的症状，并且这些症状的持续时间已经超过几个星期，请及时获取帮助。

"有一段时间我的生活真的是脱轨了。我不时出现自杀的念头。非常丑陋。我从未预料事情会发展到如此糟糕的地步。"

查理 C

怎样做才能让产后抑郁症走开

如果你怀疑自己患有产后抑郁症，最重要的是找一个你信任的且可以帮助你的人，和他们聊一聊。刚开始，最好和你的卫生随访员谈谈。也可以和家庭医生聊聊，或联络产后抑郁症的互助小组或热线。即使只是找好朋友聊一聊，也能产生积极的影响。或者和你的另一半聊一聊，如果他能理解你的话（但对有些男人而言，产后抑郁是一个让他们无法理解的问题）。

医生或卫生随访员会询问产妇一些问题，比如现在感觉如何。医生通过判断产妇出现几个症状，来诊断产妇是否患有产后抑郁症。抑郁症有严重程度的不同，有些可能只是轻度的抑郁，那么采取如下概述的自助方法就能自愈，但有些抑郁症比较严重，那么可能需要治疗。通常推荐的方法是咨询疗法或认知行为疗法，这两种方法一般被认为最有效。在一些情况下，医生可能还会给患者开抑郁药物，但有些抗抑郁药并不适合母乳喂养，而且药物需要一定时间才能起效，一般至少需要 6 个月。你需要和医生认真谈一谈，是否选择药物疗法。同时，还有很多其他有效的缓解方法：

- 尽量找时间让自己放松，尝试各种放松的方式，例如长时间泡澡、深呼吸、瑜伽、按摩或芳香疗法都是不错的选择。

- 保持均衡健康的饮食、规律的进食。营养不足以及血糖水平波动太大，都会对情绪造成负面的影响。避免摄入过多的咖啡和酒精，虽然短期内它们可以令你精神振奋，但最终只会让你感觉更糟。

- 试着做一些温和的运动。运动时，我们的身体会分泌一种叫作"内啡肽"的荷尔蒙，也就是"让我们感觉良好"的荷尔蒙。另外，新鲜的空气具有提神的作用。用婴儿车，或使用亲密背巾，将孩子带到户外去散步，就是一个良好的开端。

- 从家人和朋友那里获得支持。请一个你信任的人帮你照顾孩子，以便让你自己拥有更多的独处时间，以及和你伴侣相处的时间。如果别人并不理解你经历的是什么，如有必要，可从像临床心灵关怀等慈善机构的网站下载相关信息，让他们明白什么是产后抑郁症。

- 尝试替代疗法。虽然这并不一定有效，但谁知道呢？也许你会发觉针灸、顺势疗法或整骨疗法等补充性疗法对你很有用。

- 多交朋友。和朋友们聊聊，但不要和那些不能理解你的人待在一起。

"抗抑郁药让我的情况变得更糟糕。服用药物后，我的皮肤出现了可怕的疹子，月经也停了。我感觉一点也不像自己。于是，我停止了服药，开始使用自己的方法。每周两个上午，我把儿子送到托儿所。我开始写博客、摄影、坚持跑步。最重要的是，我去看了一名针灸师。经过几个疗程，我就觉得找回了以前的自己，我不再受到荷尔蒙的控制。有些人可能会对此嗤之以鼻，觉得这是狗屁疗法，但这对我真的很有用。我也不明白是什么原因，但效果真的很好。我真心感觉是它拯救了我。"

鲁斯 D

不要惊慌

产后焦虑症是一种比产后抑郁症更少见、更不为人知的精神疾患，最容易发生在产后 6 周内的产妇身上。患者可能出现非理性的、强烈的恐惧感和强迫行为，进而生活也被这种恐惧、焦虑所吞噬和控制，有可能会遭受惊恐发作、失眠以及夜惊。产后焦虑症是可以治愈的疾病，因此，如有这方面的担忧，请及时寻求帮助。

克服倦怠，战胜孤独

在家里和宝宝待在一起，妈妈有时难免会感到孤独或无聊，这很常见。尤其是如果你在当妈之前，工作非常繁忙，拥有各种兴趣爱好，社交生活也是精彩纷呈，那么产后失去了这些东西，你肯定会觉得很难受。而且，和老一辈相比，现代妈妈更容易感到孤单无聊，因为在过去，宝宝出生后，爷爷奶奶叔叔阿姨、邻居朋友都会帮忙一起照顾小孩。

如果你够幸运，你身边可能有一些值得信赖的亲戚，比如妈妈，她可以帮你。但现在越来越多的年轻人远离家乡，在外面拼搏，所以身边很可能没有人可以帮忙带孩子（或者妈妈可能忙于自己的生活，也没空帮你带孩子）。也许，你很幸运，老公自己开公司，或者工作性质比较灵活，他可以调整工作时间，或减少工作量，或休产假，以便将更多的时间用于家庭。但即使在如今开明的年代，最好的安排还是男人继续全职工作，而女人则是暂停工作，休假在家照顾孩子。另外，过去的那些朋友或同事，如果他们没有小孩，你可能会发觉和他们的关系也变得日益疏远，因为你没有时间和他们叙旧，或者你发觉和他们缺乏共同语言。因此，有时候，你可能会感觉自己孤单失群，家里四面墙仿佛将你禁锢于其中。

"我很喜欢做全职妈妈。就算拿整个世界和我交换，我也不愿意。但我得承认，有时候我会觉得特别的孤单，特别的无聊。我女儿很棒，但我就像一个隐形人一样。我觉得自己没有得到应有的欣赏，没有价值。我厌恶打扫、熨烫、煮饭。这份工作1星期7天，而且终年无休。"

阿莱克斯 G

无须感到内疚

你不必因为感到无聊或孤独而感到内疚，这很正常，这也不意味着你不爱你的孩子。当时机成熟你重返职场时，那么这个问题就可以迎刃而解（虽然这可能会制造出其他更多的问题，第十一章将会更详细地探讨这个话题）。但与此同时，解决孤单无聊的方法就是，尽可能地带孩子从家里走出来，尽可能地和朋友一起出来玩。

为什么朋友重要

大多数的妈妈说，和其他的宝妈们一起共度时光，真的会让初为人母的第一年过得更愉快，有些人甚至说，这简直拯救了她们。这段时间锻造的友情更持久、更牢靠（或者过去的友情有可能因为为人母的相同经历，而变得更深厚）。即使这段友情并没有长长久久地持续下去，或者也没有变得那么深厚，但现阶段，有了朋友的积极陪伴，即使是短期的陪伴，对新手妈妈而言，这也是一种巨大的福祉。

"这是产后所有改变中最积极的一个变化：因为有了相同的经历，我和闺蜜之间的感情变得更好了。"

丽贝卡F

过去那些消失在时光中的友情，有些可能值得我们重新找回。有一次我在社交网站上，发现我以前一个感情很好的校友，她刚刚生了一个女儿，年龄和我的孩子相仿。于是，我和她重新取得了联系，后来我们经常在一起玩，通过"喂奶"聚会，我们的闺蜜情变得越来越深。两个孩子后，我们仍然是好朋友（谢天谢地，这些日子，我们不再需要谈论母乳喂养的问题）。

并非每个人都是家长

生完孩子以后，不要每天都和妈妈朋友们待在一起。生孩子之前的朋友，有很多都值得你珍惜，请努力维系这些友谊，虽然现在她们和你略有不同，并没有为人母的经历，但未来情况会发生改变。而且，生命中有一些单身的好朋友绝对是件好事，这可以让你的视野变得更开阔。有时候，谈谈婴儿以外的话题，绝对是件令人开心的事情。

咖啡和其他：同是妈妈的好朋友能为你做什么

- 给你一个离开房子的理由，让你有一个可以去的地方。

- 为你提供陪伴，打发无聊。

- 和你分享分娩的故事，提供逸事建议，共享有用的信息。

- 对你遇到的困难表示同情，让你明白你并不孤单。

- 给你的孩子提供玩伴。

- 有时可以互相帮助照看孩子。

- 最终成为你社交网络里重要的组成部分，甚至是一生的好友。

玩得开心一点

最大化地利用当妈后的朋友圈，和朋友们玩得开心一点。与其一个人孤零零地待在家里，不如和同样是妈妈身份的朋友们一起，喝咖啡、吃午餐、购物、在公园里散步、短途旅行、共同活动，这些都是很好的选择。别忘了把你的朋友介绍给其他人，这些朋友和你相处得很好，那么很有可能，她们也会相处得很好。你最终可能会拥有一个更广泛的社交圈。随着时间的推移，你将会遇到形形色色的宝妈和宝爸。幸运的话，你至少可以结交几个同是妈妈的朋友，将来你们即使不带孩子，也可以一起出去玩。

晚上如果你有足够的精力，也没有什么理由阻止你和她们一起出去享受美妙的夜生活。这是你产后第一次的社交生活，而且身边的女性朋友都和你一样，有着相同的为人母的经历，现在都像脱缰的野马一样，你可能会感到无与伦比的兴奋和刺激。不过，注意不要喝太多的酒，你因为太久没有沾酒，很有可能一喝就醉倒了。如果你第二天还需要早起，那么宿醉将会更加难受。另外，切记一点，请不要整晚都谈论婴儿话题。

"我们 4 个人是在产前课程认识的，现在我们成立了一个读书俱乐部，每个月有一次，我们会把孩子交给孩子他爸，大家轮流当主持。随着时间的推移，我们又吸收了一些新的'成员'。现在我们的夜晚变得很有传奇性。我们喝很多的葡萄酒，将烦事通通抛在一边。老实说，我们的聚会和书籍并没有太大的关系。"

劳伦 B

找朋友：如何认识其他的妈妈

- 在育儿网站上，查询当地的育儿小组、育儿课程或者育儿活动，还可以在育儿论坛上聊天。

- 向卫生随访员打听，当地诊所或儿童中心是否会定期开展亲子活动。

- 联系所在社区，查看你家附近的亲子聚会在哪里举行。

- 查看一些教堂大厅或社区中心的布告牌，看那里是否举办亲子活动。

- 了解当地适合你家宝宝年龄的亲子课程或活动。现如今，这种亲子课程以及亲子活动数不胜数，比如宝宝按摩、宝宝健身、宝宝瑜伽、宝宝游泳、宝宝玩耍、宝宝音乐课，等等（切记，不要参加太多，不然你和宝宝都会累坏的）。

- 大胆点。每次看到你有点喜欢的妈妈，就主动和她攀谈。即使你觉得害羞，也没有关系，你们至少有一个不错的谈话引子：宝宝。

- 上网。好吧，这不能让你走出家门，但当你的宝宝睡着了，或者宝宝开心地一个人玩耍，这时，社交网络就是保持和其他妈妈联系的一种好方法，而且不会受到地域的限制。

"加入英国生育联合会是我做过的最好事情。这是一个超级棒的互助网络。我们轮流主持每天早上的咖啡时光和蛋糕时光，每次我都特别期待。现在，有些人仍然是我的好朋友。"

萨拉 R

你不需要的朋友

不管你多么理性地挑选同是妈妈的朋友，你总会遇上几个和你不合拍的人。随着时间的推移，这些人可能自然地就被过滤掉了，大家也没有什么损失。但有时候，你和某些宝妈的关系不但对你没有任何帮助，反而徒增了生活的压力，通常是和那些嫉妒心很强或者喜爱竞争的妈妈。她们很喜欢互相攀比，但这种攀比不仅毫无意义，而且具有很大的破坏性。请尽量摆脱这种不良的趋势，如果这段关系让你感到不开心，那么请抽身撤离。同样的道理，如果你发现自己困在一个喜欢搞帮派、恶意排外的妈妈帮里，那么请离开这个圈子，去寻找下一个妈妈圈。

曾经的我去哪里了

身为孩子他妈，也许你感觉自己完全变了一个人。当妈后，你的生命发生了如此深刻的改变，有这种感觉也很正常。很多新手妈妈因为自我身份的失去或改变而感到纠结。很多妈妈都有这样的感受，曾经的我仿佛永远消失了，而新的自我又整日被婴儿呕吐物所覆盖，每天都累到不想进行任何需要动脑筋的谈话。

"现在无论我穿什么、做什么、说什么、头发染成什么颜色（现在我的头发是绿颜色），每次我照镜子或者看橱窗，我看见的都是'查理妈妈'。我现在看起来就像是一个妈妈，我也不知道这是怎么发生的。"

查理 C

最后，你终会重拾自我，也许是因为生活中发生某个特殊的转折点，比如：重返工作、恢复良好的身材、重建社交生活，或者性欲的回归（更多内容，请翻阅下一章）。但更可能的是，这将是一个缓慢而漫长的转变过程，有时会持续一年之久。

不过，你要明白，如果你寻觅的是"过去的自己"，那么"她"或许永远也回不来了，至少不会完全回来，就像你无法维系过去的生活方式一样。现在，你拥有了一个全新的身份——妈妈，而你的生活将围绕着宝宝为中心，这一定会让你变成另一个自己。尽量从更积极的角度来看待这个问题。和过去相比，你现在肯定更强大、更无私、更自信，而且，也更成熟。当一切尘埃落定，你将有时间调整自我，找到更多的空间，留给工作、社交生活、友谊、爱情和性、其他的兴趣爱好，以及你所想念的任何东西。你所需要做的是，把它们一一安插进你的生活。

"有一段时间，我因为失去自我而感伤哀悼，我好像再也找不回过去的自己。有时，我甚至会沮丧地哭泣。我不记得转折点是什么时候，但我最终学会了放弃寻找曾经的自己，学会拥抱有了孩子后生活所发生的各种改变。我不想再浪费更多的宝贵时间。现在，夜生活、酒吧没有了，但取而代之的是咖啡厅和婴儿按摩。"

妮寇拉 L

独处时间

这虽然听起来有点陈词滥调，但"独处时间"真的很重要。你在孕前肯定没有这个概念，你只有当妈以后，才意识到自己拥有的独处时间有多么少，而你多么希望能有更多的时间留给自己。当你回想起孩子出生前的生活，毫无疑问，回忆中你留给自己的时间是按小时、整个晚上甚至整个周末计算的。但现在对你而言，找时间冲个澡都是一个额外的福利。可是，留一点时间给自己是很重要的，这对你的心理健康也有很大的好处，即使是短暂的娱乐也能让你保持青春活力。为了孩子，你也需要让自己保持活力，这样你才能将剩下的时间留给他。因此，只要有一丝的可能，就请别人帮你照看一下孩子，给自己充充电。做什么并不重要，重要的是，这是留给你自己的时间。

"几个月后，我重新开始上以前的舞蹈课，我真心热爱跳舞。能够完全为自己做一些事情，感觉真是太棒了。"

露西 R

妈妈团调查

你什么时候感觉找回了原来的自己？

运动让我的生活变得更积极。我开始使用全地形婴儿车，带着宝宝一起出去长时间散步，慢慢地进化到慢跑。现在，我感觉比我以前更健康。

——卡斯琳 E

我觉得这并不是一个戏剧化的转变，更多的是，生活慢慢地回归正常，或者至少是某种崭新的正常。出去交朋友、重新点燃我们的性生活，也起到了很大的作用。

——罗琳 B

我花了很长一段时间：大概 4 个月。那时，我开始定期和两个产前小组会面，这让我感觉好多了，我意识到原来每人都会遇到相同的问题。

——克莱尔 A

虽然这样说有点内疚，但自从我停止哺乳以后，我感觉越来越像自己了。我虽然很高兴母乳喂养，但停止哺乳后，这种自由感让我很享受。另外，开始跑步让我感到精神振奋。重新开始工作也让我感觉找回了自我。

——珍妮 C

宝宝 5 个月的时候，我重新开始工作。这让我感觉好像又找回了自己。几个月后，我和老公不带小孩，单独出去旅行，我感觉棒极了，感觉是如此之好，以至于我们又有了第二个孩子。

——瑞秋 G

我记得我女儿 3 个月的时候，我有一天下午没带女儿，自己独自去理发店，重新换了一个发型，还提亮了发色。后来，我穿着妈妈给我买的新衣服，重返工作岗位。对于我而言，这其实就是一个提升自我形象的问题。是不是太肤浅？就是啊！

——丽贝卡 F

我想是我重新穿回怀孕前紧身牛仔裤的那天。另外，再次约会真的很有帮助。话虽如此，宝宝出生已经 11 个月了，有些时候，我仍然觉得并没有完全找回曾经的自己。

——露西 R

第十章
夫妻感情和性生活

宝宝是你们夫妻二人的爱情结晶——这是你们迄今为止最伟大的合作！从很多方面来看，为人父母的经历将会使夫妻两人的感情变得更为深厚、更为美好，大多数夫妻会发现彼此的关系也变得更加紧密。但与此同时，这也带来了更多的压力。事实上，当你们努力适应这一新的角色，满脑子都是如何养育孩子的事情的时候，非常遗憾的是，浪漫就会暂时离你们远去。你们彼此都需要大量的时间进行调整、沟通以及理解——在为人父母的"过山车"历程中不断磨合。

"一开始很困难，有那么一段时间，我把老公推到一边，因为我全身心都扑在照顾孩子的事情上。我承认，至少在开始的几个月，我对恢复同房并没有什么太大的兴趣。但事情慢慢发生了改变，我开始意识到他是一名多么了不起的老公，我和女儿拥有他，是一件多么幸运的事情。慢慢地，我的性欲回来了！谢天谢地，现在我们的关系非常美好！"

洛娜

夫妻感情发生变化

有了孩子后，大多数的女性都会发现，她们和老公的关系发生了很大的改变（本章假设你们夫妻双方一起生活，这应该也是这个阶段最常见的情况）。对于大多数夫妻而言，这种改变是美好而又积极的。但你需要时间来适应这一新的变化。与此同时，你可能还会遇到一些也所未有的难题。也许你会经常和他置气，觉得他做得不够，并不能帮到你；或他对这一切都无动于衷；或你知道他尽力了，但是做得都不对；或许你现在对老公的兴趣日益减少，因为现在心中排在第一位的是你的孩子；或者，你惊奇地发现你开始讨厌他，因为你不得不待在家休产假或者暂离工作，而他的工作却没有受到任何影响，每天逍遥自在地上下班。

你可能会发现你们的关系面临着各种现实的压力——你们双方力求达到工作和生活的平衡，例如，确保你们有足够的收入，或者找到你们可以负担得起的托儿服务。如果你重返工作，那你还需要在育儿、家庭责任、工作压力等各方面力求建立一个平衡。在这个过程中也会引发很多的矛盾，而且，你还需要处理各种产后的情绪问题，比如产后焦虑、产后抑郁或产伤、孤独感、身份缺失带来的失落感、适应不良，或者仅仅只是一个毁灭性的失眠问题。如果你在这个时候和伴侣的关系出现了任何问题，这还会让一切雪上加霜。

他的感受同等重要

亲爱的，不仅只是你一个人在操劳，你的伴侣也同样面临着林林总总的困难，需要他去克服。毕竟现在，一个小生命闯入了你们的二人世界。或许，不仅只有你一个人对这一新角色感到手足无措，不仅只有你一个人对为人父母的责任感到恐惧，不仅只有你一个人对是否能成为完美的父母而感到焦虑。也许他也觉得自己受到冷落，不明白自己在这新的家庭关系中到底扮演的是什么角色，甚至他可能开始嫉妒起孩子，嫉妒孩子占据了你这么多的时间，嫉妒你和孩子之间拥有的那种亲密关系。他可能也会感到疲惫甚至抑郁，或者承受作为家庭主要经济支柱的巨大压力。也许他对你的新工作和生活模式也感到不满。如果你选择待在家里做全职太太，他会感觉你选择了"简单模式"，如果你选择做个兼职的话，他会嫉妒你能两者兼得。如果你们彼此交换传统的角色，他待在家里做全职老公，他又会觉得自己像一个绝望的主妇。

> "我老公开始的时候非常挣扎。他还没有做好当一名父亲的准备，只是选择一味地逃避，这让我感到很痛苦。当我女儿 6 个月大的时候，他们父女的关系有了转机。很突然，当女儿苦恼的时候，他可以去逗乐她，而不是像以前一样需要她的妈妈。这也让我们一家人最后变得更加亲密。"

莫莉 F

如何应对出现的问题

如果你发现孩子出生后，你和伴侣的关系发生了变化，随之而来的是各种问题，也不要感到惊慌。切记这绝对是正常的，而且几乎肯定只是暂时的。你们的生活正面临着巨大的改变，这需要适当的调整。请尽量这样做：

- 同情他，理解他。请牢记，他可能也在挣扎。平时多设身处地地为他着想。
- 在如何照顾孩子的问题上，搁置分歧。当妈妈并不一定意味着你知道什么是最好的——在养育孩子的问题上，他也有同等的发言权。如果确实有很大的分歧，坐下来，把问题先搞清楚，在它成为一个严重的症结之前达成妥协。

- 尽量克制想要干预的冲动。让他尽可能多地照顾孩子，鼓励他们多花时间单独在一起。

- 不要随意批评或破坏他的努力，即使你觉得这些并没有达到你自己的标准。

- 建立一个生活模式，让你俩都乐于分担育儿和家务。找出谁最擅长于做这个家务活，或者谁最喜欢做这个家务活，然后就从那里开始。如果你对现有的状态不满意，请和你的伴侣多沟通。

- 如果你因为某种原因不开心，不要独自生闷气。情感专家说过良好的沟通是至关重要的。礼貌地让他知道你在困扰什么，同时也要仔细聆听他的倾诉。

- 务必处乱不惊。这只是你们共同生活中的一个临时阶段，未来的生活不会这么辛苦。

"我和老公用了一年的时间才发现，最好的安排是，他回家后做晚饭，而由我来照顾我们的女儿。他洗他的澡，睡自己的觉，我泡自己的茶，这个安排很好。因为我不喜欢做饭，而他擅长做肉酱面，所以我们这样分工是有道理的。我觉得，最愚蠢的就是，夫妻双方用两倍的时间一起重复做同一件事，这反而会让两个人都累得筋疲力尽。"

娜塔莎 H

保持爱情的活力

毫无疑问：为人父母以后，你们在一起的时间变得比以前少得多。即使偶有闲暇，你们可能因为太累了，或者太多心事而无法投入到爱情中去。也许你们彼此之间已经没有了浪漫的火花：他是奶爸，你是奶妈。虽然这听起来很可爱，但不是很性感。尽管如此，你和他还是需要付出真正的努力，为彼此找寻时间——尽管听起来有点老土——来维持你们的爱情。你们的关系可能会被暂时搁置一段时间，因为你们都把注意力放在孩子身上，但如果彼此忽视的时间太长，这可能会成为一个非常严重的问题。

尽量抓住一切机会——一旦你的宝宝洗好了、吃好了、哄好了、衣服洗好了、睡了——那么停下来，开始聊天，共同找寻你们曾经的美好。一旦有机会，夫妻之间应该多温存。另外，尽量为二人世界留出一个固定的时间段。正如劳拉所说："对我们来说，留出一点时间过二人世界，是非常重要的。虽然我们从来没有单独在外过夜或很晚回家，虽然只有几个小时的独处时间，但在这一刻，我们是夫妻，而不是孩子他爸孩子他妈，这非常有用。夫妻之间多聊天也很重要，毕竟我们谁都不会读心术。"

约会之夜

初为人父母时，让你和伴侣出去约会似乎听起来很遥远。对你们夫妻而言，一起到24小时便利店去买一袋尿布就算是出去约会。这并不足为奇。也许，宝宝的喂养或其他的需要只能由你才能满足，或者你只是不愿意把对宝宝的照顾假手于人。也许你太累了，也没有想过晚上9点以后再睡觉。但是，偶尔和你的另一半不带孩子出门，这绝对是一个值得在第一年就养成的好习惯。你可能会发现，你们不得不强迫自己去寻找时间、精力或兴趣，但请这样做，因为夫妻双方共处的时间有助于提醒你们，尽管现在你们是父母，但你们仍然是夫妻。这也是让你的宝宝养成早睡早起的好习惯的原因之一。现在开始养成这个习惯并不迟。

找寻一个合适的保姆

在你们一起去看日落之前，有一件事必须要安排好，那就是找到一个可靠的保姆。如果你足够幸运，身边有一个熟悉的家庭成员，他们会为因为爱而去照顾宝宝，这将会非常美妙：尽可能利用它！如果没有，也许你可以找一个值得信赖的闺蜜，问问她是否愿意以优惠的价格帮助你，或者作为回报，你也可以在另一个晚上为她做同样的事情。更好的是，可以通过加入或者创建一个保姆圈来扩展你的选择。

毋庸置疑的是，当你要找一个可靠的保姆时，你应该避开那些你不太熟悉的人——那些可能会突袭你家的酒柜、在你家的沙发上拥吻她的男朋友，或者在你的宝宝哭着醒来时束手无策的人。

在家约会

当然，如果出去约会真的不切实际，你们仍然可以拥有一个约会之夜。如同卡罗琳推荐的那样，作为另一个备选方案，你们可以在家里约会。"我们把周二定为约会之夜，然后轮流安排约会内容。"她解释道。

重新点燃激情：如何和宝宝的爸爸约会

- 选择好时机。选择一个你最不可能感到疲惫的时间；选择一个你最可能会热情似火，而不是冷淡如冰的时间。记住约会并不一定要在晚上进行，也许你们可以一起吃午饭。

- 一开始不要计划太复杂或太累的事情。最初的几次约会安排得简单一点、时间短一点。

- 如果选择在家里约会，那么先把那些乱七八糟的婴儿用品清理掉。脏兮兮的婴儿围兜和嚼过的出牙环可能会破坏浪漫的气氛。

- 不打无准备之仗。在这个场合，你可以在衣服、头发和化妆上多花点力气，如果你感觉约会会以亲密行为完美结束，那就刮掉腿毛，穿上漂亮的裤子。至少，把溅满婴儿黏液的东西拿掉，换上干净的衣物。他也应该穿上帅气的裤子。坚持这一点。

- 多找时间和他交流感情。牵牵小手或者暗送秋波，即使这看起来有点尴尬。在约会的当天发送一封"放肆"的短信或电子邮件，只是为了让他知道你很期待。

- 约会时，尽可能地多交谈，即使只是关于你们日常生活的琐碎小事——不仅仅是你的宝宝。安排一些夫妻双方共同做的事情，比如一起看 DVD、跑步、报名一起上夜校，或者玩拼字游戏。最重要的是，你们在一起。

"我们抓住每一个机会出去吃午餐或晚餐，甚至如果有保姆在，条件允许的话，喝上一小杯。这将是我们最合适的交流机会，他会谈谈每天工作的感受，我会聊聊我和孩子待在家里的日常。如果我们没有用心花时间来保持交流，我们终将形同路人。"

艾莉克莎 G

重燃你们的性生活

在宝宝出生后的一段时间内，性生活肯定会被推到次要地位。对许多人来说，这是一个漫长的过程。但是在你准备好了的时候，再次点燃它是非常重要的。灵与欲的再次交流对增强夫妻感情会有很大的帮助，尤其是你们初为人父母，感情有一点降温的时候。如果到目前为止你的女性魅力有点下降的话，那么现在是时候重燃爱火。如果你一直想知道自从做了妈妈后，那个从前的你到底去了哪里，夫妻生活还能帮助你解开那个"失踪女人"的秘密。

"我讨厌助产士叫我'宝宝妈妈'而不是叫我的名字。尽快恢复我们的性生活是一种解放，这和做妈妈无关。除了做妈妈之外，我还有我自己的身份。意识到我仍旧是'我'，而不仅仅是妈妈，这有助于我们重燃爱火。"

罗西 C

我的性欲去哪了

一些幸运的妈妈们发现分娩后的几周内，她们就已经准备好恢复性生活。但对大多数人来说，这是一个更加缓慢的过程。即使当你感觉身体上已经准备好了，你可能会发现你的大脑仍然不愿意这样做。或者你可能只是觉得太累了，不想把睡觉的时间浪费在性爱上。

你可能还会发现，无论是生理上还是情感上，性爱的感觉都不像以前那么正常了，而且要过很长一段时间才会感觉"正常"。事实上，一些专家警告说，你应该给自己一年的时间来恢复到最佳状态。与此同时，你应该尽全力去重新找回它。如果你的老公准备好了，而你并没有准备好，多花些时间向他解释你的情况，不要对此感到内疚。但一定要考虑他的感受，温柔地说"不"。多安抚他，让他知道你仍然爱他。

"经过一天的哺乳和照顾孩子，我最不想做的事情就是做爱，甚至是拥抱。我更喜欢一杯茶和一张床。这种情况持续的时间甚至超过了它应当持续的时间。我知道我丈夫想让我更加努力去克服这一切。"

简 H

生理恢复

女性在生完孩子后感到完全康复并做好性爱的准备，所需要的时间有着很大的差异。通常来讲，产后需要等待 4~6 周后才能开始夫妻生活（如果你还没有开始夫妻生活，通常在产后 6 周的体检中可询问医生的意见），但如果你想在那之前开始性生活，也是可以的。不过，通常医生会建议要等到恶露结束之后，因为在那之前你的子宫仍然处于愈合期，而且感染的风险会增加。

倘若你在分娩过程中受创，比如撕裂、缝合，哪怕仅仅是擦伤，很可能导致你在完全愈合之前，对重拾夫妻生活一直抱有怀疑的态度。然而，什么时候才能开始夫妻生活，这并没有具体的规定时间：这只取决于你什么时候觉得准备好了。事实上，由于各种潜在的原因，这可能需要等上几个月，而不是几个星期。

为什么你还没有准备好

- 你已经完全筋疲力尽了。不用说，真的。当你这么累的时候，你上床只想美美地睡上一觉，而不是享受性爱的乐趣。毕竟性爱至少需要消耗精力。而你花了一天时间照顾你的孩子之后，很可能就没有多余的精力了。

- 你害怕性爱会伤害你，或者让你感到"奇怪"。对性爱的根深蒂固的恐惧会让你避免性生活，这是可以理解的。尤其是，如果分娩困难，导致严重撕裂或者做了会阴切开术，这就很有可能成为一个问题。

- 你不想让孩子发现。如果你们遵守安全睡眠指南，婴儿床会离你们的床边很近。不幸的是，它可能有点像激情杀手，因为知道宝宝在房间里和你们在一起——你不想因为放纵自己而吵醒宝宝，即便他打雷都能睡到大天亮，你还是会因为知道他在那里而感觉怪怪的。

- 你有身份危机。一个女人在生完孩子后失去了性生活是很正常的。你现在的生活都是围绕着如何做一个妈妈，而不是一个爱人。这是一种强大而深刻的感觉。但如果你觉得自己不性感，你就不想做爱。

- 你对自己的身体并不满意。产后，无论是多余的肥肉、剖腹产留下的疤痕、变得又大又难看的胸部，还是那些困扰你的女性部位的变化，你可能会感觉你的自尊和身体形象遭受了打击。尤其是，很多女性担心她们的阴道会比以前更"松弛"，或者疤痕已经让它变得很难看。

- 你的伴侣也不感兴趣。事实上，有时候男人是在宝宝出生之后出轨的。他可能会像你一样疲惫不堪，不知所措，也可能会有更深层的原因——也许他看到你分娩时吓坏了，或者他害怕伤害你；也许他有点"麦当娜综合征"：你现在是他孩子的母亲，他不想对你做任何像这样"肮脏"的事情；也有可能他对你满是赘肉的肚皮或漏乳有点反感：虽然听起来很刺耳，但可能是真的。

- 你只想把自己的胸部留给自己。如果你正在哺乳，你的胸部可能会在相当长的一段时间内有痛感或很敏感，里面充满了奶水，在尴尬的时刻会溢奶（性欲的刺激或高亢的情欲会引发一种不合时宜的溢奶），而且，从心理学的角度来说，你可能会觉得你的胸部有一个更重要的作用，它现在是宝宝的储粮库，而不仅是取悦的工具。

- 你担心怀孕。不愿再经历一次怀孕、分娩和迎接新生命的经历，这再正常不过了。怀孕恐惧症的影响是非常大的。

- 你觉得自己现在不太性感。其实这并没有什么特别的原因，你只是疲惫不堪、焦虑不安、心不在焉、荷尔蒙失调。你有了一个新宝宝，性是你最不想要的事情。

- 你的心理健康问题正在影响着你。如果你患有产后抑郁症、产后创伤后应激障碍或者产后焦虑，你对性和亲密关系的欲望很可能会受到影响。

妈妈团调查

你什么时候准备好再次开始性生活？

至少过了3个月我才觉得准备好了。我的身体早在很久以前就痊愈了，但在情感上，我并没有准备好。我离开它的时间越长，我就越害怕它。

——劳伦 B

大约6周后。这很奇怪，也很不舒服。坦率地说，在那之后的几年里，这种感觉实际上已经不像过去那样了。

——简 H

我缝了很多针，所以我非常害怕。我想大概有3个月的时间，而且刚开始的时候非常痛苦，非常可怕。大概过了6个月，一切才开始恢复正常。

——查理 C

大约两周。有点疼，但再次亲密的感觉很好，特别是他不再像我当时怀孕时，欲火焚身而求之不得。

——阿曼达 W

我们用了6周的时间，非常棒。我的剖腹产疤痕没有任何问题

——梅勒妮 F

几个月后，我们尝试了一次，但我的精神创伤还没有从那次艰难的产后恢复过来，结果并不顺利。一个月后的第二次尝试，效果就变好了。

——莎拉 N

第一次尝试

当产后重新点燃你们的爱情生活时，不要期待太多。对大多数女性来说，产后的第一次更像是一场实验，而不是其他任何事情。这是让你知道你是否还有这个功能的机会。毋庸置疑，它肯定会让你觉得有点奇怪，坦白说，当你第一次尝试的时候，感觉会不是很好，之后可能还会有几次尝试。很多新妈妈说她们感觉"有点沮丧""奇怪"或者"不像以前那样"。这只是暂时的，而且是普遍现象。

"第一次主要是看看生理方面是否正常。这既不痛苦，也没有什么奇怪的感觉，但完全是机械的。我做了好几次'尝试'，直到完全适应为止。"

凯瑟琳 E

不要搞得太隆重：不要一味地强求一个美好的、烛光下的爱情盛宴，只需要抓住第一个可能的机会。如果你很紧张，一杯葡萄酒可能会很有用，但不要喝得太多，因为太多的酒可能会让你变得不那么敏感。把握好你的时间——确保宝宝吃得很好，睡得很香，或者更好的是，宝宝正在好好享受和他爷爷奶奶在一起的几个小时。如果你正在哺乳，并且对漏乳问题很敏感，那么在哺乳结束后，在你的胸部尽可能排空的时候安排性生活，这样做可能更有道理。

"我发现情感和生理上都不一样了。我觉得很难为情，尽管我老公一直在说我很漂亮。但我觉得自己又胖又丑，一点也不性感！身体上感觉更紧了，但我猜这可能是因为缝了很多针。"

耶马 P

看起来不错

如果你担心自己的身材变形，不要觉得穿衣服会不好意思：最好穿略带性感的衣服，而不是你老公的旧 T 恤。穿衣服也可以提供一个有用的屏障，防止乳头疼痛和漏乳（你也可以学着《欲望都市》里的女孩子们那样穿上内衣，或塞一些胸垫。）

如果你担心自己的外表，请对自己说，你的身体做了一件十分了不起的事情：试着照照镜子，欣赏它的优点。如果你的新阴道让你感到不适应，那就看一看、摸一摸它。很可能它并没有你想得那么糟糕。即使它看起来有点不一样，但切记这仅仅是意料之中的一个小小的变化。

慢慢来

如果你担心疼痛或不适，选择一个温和的姿势。采用女上位，这样你就能控制局面，或者最好采用侧入式，你们都躺下，他从后面进入。也要记住，润滑的程度可能会受到产后荷尔蒙变化和母乳喂养的影响而不如以前，所以最好准备一些润滑剂。

"我害怕再次发生性行为，因为我做了会阴切开术和缝合。我不得不说，第一次虽然有点不舒服，但并不痛苦，远没有我想象中的那么糟糕。"

露西 R

如果你不想做爱，你绝对不应该尝试做爱，但必须记住的是，产后离开性生活的时间越长，重新开始性生活的机会就会变得越难。所以，即使你真的不太喜欢它，试着咬紧牙关尝试下。你会发现所担心的种种，很有可能会被证明是毫无根据的。不要忘记做爱并不意味着一定要进入，如果你不能或

252

不想完全投入其中，那就试着专注于其他的亲密方式，比如接吻、拥抱、爱抚或相互抚慰。

小贴士

如果性爱过程中受到伤害，一定要及时停止。可能是紧张和焦虑导致了这个问题，在这种情况下，你可能需要更多的时间或更多的前戏——或者你可能只是需要一点时间来消除对插入性行为的恐惧感，作为替代，你可以尝试一些更温和的方式。然而，如果你在性爱过程中有持续性疼痛，一定要让你的家庭医生进行检查，这意味着有很多种可能的医学原因，包括感染、缝合方式的问题，或者脱垂，这些都是需要进一步治疗的。

如果在产后开启你们爱情生活的时机还不成熟，试着暂时不去考虑它——一味地给自己施加压力，让自己成为一个性感的母亲，只会让事情变得更糟。试着以一种循序渐进的方式重新找回亲密的感觉，重点是牵手、拥抱和谈心，徐徐图之，把进入放在次要位置，把你自己的享受和放松放在主要位置。如果事情仍然迟迟没有进展，而某一方或双方因此感到沮丧或不开心，一定要去寻求进一步的帮助。在"夫妻关系支持服务"的网站上有很多不错的建议——通过"关系慈善机构（Relate）"提供咨询服务。

"我儿子睡得很不好，我也太累了，完全没有兴致。坦率地说，这太费劲了。我丈夫对此很不高兴。我的确怀念以前的种种美好，但我就是不愿被打扰。"

特蕾莎 G

计划生育

是的，我想当助产士还在产房的时候对你大吼一声，问你是否有避孕措施时，你一定是笑出来了。躺在你身边塑料婴儿床上的那个"快乐负担"——更不必说你产后脆弱的身躯——可能就是你最佳的避孕措施。但是健康专家会问这些貌似愚蠢的问题，因为他们知道初为父母的夫妻可能急不可耐地再赴巫山，而且，与许多人的设想相反，很有可能很快又怀孕了：仅仅在分娩后短短3周内，无论是否你的月经已经恢复，都有可能再次怀孕。因此，除非你们有迫切的计划，想要尽快地再要一个孩子，否则这个问题应该尽早解决。

恢复月经

纯母乳喂养的时候，你通常不会恢复月经。但是在你开始减少母乳喂养之后，任何时候都可能恢复。如果你从一开始就喂配方奶或者混合喂养，那么可能在产后5~6周的任何时候恢复月经。荷尔蒙紊乱，意味着你可能会发现当月经刚开始恢复的时候，你的经量变得很少，甚至可能仅仅是点滴出血，或者刚好相反，它们比往常更浓稠。月经可能有一段时间是很不规律的。

不要以为你只有在产后第一次月经之后才会怀孕：切记月经前两周身体已经开始排卵，所以你也许并没有意识到可能受孕的窗口会来得更快。

选择什么样的避孕方法

如果你打算再次使用你以前的避孕药具，你可能需要检查现在是否还适合，或者你可能想利用这个机会尝试一些新的避孕方式。

如果你打算暂缓一段时间，再要另一个孩子，并准备在一年左右的时间内再次尝试，最好避孕方式包括：联合用药或纯黄体酮药、避孕贴片、阴道帽或子宫帽、阴道环、避孕套，或者"自然生理期"。但请记住以下几点：

- 如果你是母乳喂养的话，不建议使用避孕药、阴道环和贴片，因为它们含有雌激素，会影响乳汁的分泌。
- 由于阴道和子宫颈的形状在分娩后会发生变化，因此医生应该检查阴道帽或子宫帽，以确保它们仍然适合。
- 你应该谨慎使用自然生理期（也被称为"安全期"法），因为你的周期可能在产后的一段时间里无法固定，你无法确定什么时候"安全"，什么时候"不安全"。

如果你确定至少在一年或更长时间内都不想再尝试另一个孩子，建议你考虑一种长效可逆的方法，这些方法被认为是非常有效的，不存在"用户失败"的风险。这些方法包括：避孕植入物，有效期可长达 3 年；注射避孕药具，根据注射种类的不同，有效性为 8~12 星期；宫内节育装置 (IUD)，根据其类型的不同，可以使用 5~10 年；或宫内节育系统 (IUS)，有效期为 5 年。如果你选择药物注射，请记住，一旦停止使用，你的生育能力可能需要一年的时间才能恢复正常；而当植入物、IUD 或 IUS 移除后，生育能力会迅速返回。在英国计划生育协会（FPA）的官网上有更多关于以上所有措施的详细信息。

我会在哺乳期间怀孕吗

这是一个好问题。根据 FPA 的说法，所谓的哺乳期闭经法（LAM）在预防怀孕方面的效果高达 98%，但前提是：

- 你的宝宝还不足 6 个月大。
- 你的月经还没有恢复。

- 你是纯母乳喂养，无论白天还是晚上都是如此（或者"几乎完全母乳喂养"——换句话说，除了母乳，偶尔也会给你的宝宝补充一些其他的流质）。

小贴士

一些专家建议，使用这种避孕方法的时候一定要非常谨慎——一些妈妈就是理所让然地认为母乳喂养是安全的，而中招了。

为人父母之后的爱情

即使你们重新开始了甜蜜的爱情生活，也要做好心理准备，也许你们的关系可能再也回不到从前了。许多夫妻发现，当他们的小生命降临到家庭以后，没时间和没精力就是一个永恒的话题，随之而来的就是他们做爱的频率远不如从前了。你可能还会发现，你甚至需要付出一些努力才能让事情变得有趣——这很正常，尤其是你们再赴巫山一段时间之后。与此同时，只要你们有合理规律的性生活，而且你们双方都很享受，这才是最重要的。不要理会那些号称夜夜笙歌的家长。可以断定，他们在撒谎。

"当我们为初为父母的时候，由于疲惫，我们的感情生活的确变得有些平淡无奇。但我们在安·萨默斯那里找到了解决办法。"

阿碧 M

从好的方面来看，一些夫妻发现产后长时间的节欲，会让他们急于弥补失去的时间，而另一些人则认为，从长远来看，他们的爱情生活会变得更加美好，因为他们之间的联系越来越紧密。

辣妈支招：现在你们是父母了，如何让爱延续

- 尝试在不同的地方做爱。首先，试试客厅、餐厅或楼梯。如果宝宝和你们睡在一起，最好避开卧室，以免分心（即使不睡在一起，地点的多样性也会使事情变得更加有趣起来）。

- 在时间安排上要有创意。不要一定等到晚上才做爱，试着把时间安排在白天，这样你们会有更多的精力（例如：等到宝宝睡觉的时候，最好还是请一位好心的亲戚帮忙带带宝宝出去散步，当然你们不需要告诉她你们打算去过夫妻生活）。

- 尝试一些你从未尝试过的事情。如果在一天结束的时候，实在太累了，没法穿上一件皮制的巴斯克大衣来调节气氛，这很正常，但是做一些不费力气的事情，比如选择一起观看一部小电影，可以起到意想不到的效果。

- 如果可能的话，找一个晚上一起出去放松，环境的变化真的能让你们水乳交融。并不是每个人都能幸运地找到愿意为你整晚照顾宝宝的人，但如果你找到了，就要好好利用，你的宝宝会没事的。

- 把握速战速决的窍门。当你没有那么多空闲时间的时候，有时候你不得不充分利用那些突然出现的时间。

- 认真对待这件事。拿出你的日记，安排个时间。就像锻炼一样，你可能不得不强迫自己去寻找做爱的精力——但是当你这样做的时候，你会感觉好很多。

- 彼此多倾听对方的心声。说出你喜欢什么和你想要什么——如果有问题，双方就开诚布公地讲出来。

"房间里多出个孩子会让夫妻生活变得不是那么合适。你必须找到一些创造性的方法。我们只能说我们的休息室很受欢迎，在这里我们不必害怕吵醒他。"

露西 R

第十一章

重返工作岗位

第一年的某个时间，你可能需要重返工作岗位开始上班，或至少考虑某种替代方案。到底是重返职场，还是继续待在家里呢？到底是力求在工作和家庭之间取得平衡，还是准备完全改变职业的方向呢？这些都是很难的决定，需要衡量很多的因素，比如家里的经济状况，以及由谁来照顾小孩等实际问题，而且，还需要考虑复杂的情感因素，例如：把孩子交给别人照顾，你是什么感觉？或者你辛辛苦苦打拼来的事业，你打算就这样拱手让人吗？如果你已经下定决心，那么随着上班的日子慢慢逼近，你还需要小心谨慎地找到适当人选，帮你带孩子。你还要做好心理准备，将来应如何做到一边工作，一边还要兼顾家庭。但无论你下一步打算怎么做，都不要着急，认真想清楚自己到底想要什么，并给自己足够的时间，慢慢地适应这一切。

"我不后悔产假后重新开始工作，也不觉得牺牲了陪孩子的时间。工作让我获得了独立。现在，我除了换尿布以外，还可以有其他事情可以专注。而且，这份工作挣来的钱，让我们可以全家一起出去旅行，不然，我们根本不可能负担得起。"

妮寇拉 L

259

权衡利弊

出于多种原因,新晋妈妈们决定重新开始工作,或开始思考要不要出去工作。对很多妈妈来说,上班主要还是因为钱;对更多的人而言,工作是为了保留自己的尊严和理智。一般情况下,这两种原因可能兼而有之。这并没有标准的答案,也许还受到其他一些因素的影响。很多妈妈可能会吃惊地发现,实际感受和想象存在着巨大的差异。有些妈妈离开办公室开始休产假时,她们坚信 6 个月后一定会开心地回来上班。但和宝宝待了 6 个月后,她们却发觉自己的事业心其实并没有那么强。对另一些人来说,情况恰恰相反,她们原以为自己会喜欢全职妈妈的生活,后来却发现并不是如此。

> "我原本没打算回去上班,我想做一个全职妈妈,但我后来感觉越来越不像自己了。我想为家里的收入做一份贡献。虽然我知道带孩子就是承担了一半的工作,但我感觉钱都是老公挣的,我好像没有权利花他的钱。除了'查理妈妈'以外,我仍然想保持一部分的自我。我认为这也是成为好父母的一个重要前提。"
>
> 查理 C

在做重大决定之前,你可能需要先坐下来,将逐个问题考虑清楚,还可以将自己的想法写下来。你可能想先对自己进行一番心灵拷问,然后再和老公讨论你内心真实的想法(以及你们的经济状况)。你可能需要考虑以下几个问题:

- 离开孩子你是什么感觉?在最理想的状态中,你(以及你老公)想有多少时间陪伴孩子?现在(或将来)你愿意请别人来照看你们的宝宝吗?

- 这份工作对你有多重要？这是你渴望继续做下去的工作吗？如果是，那么不再做这份工作对你意味着什么？在任何情况下，你准备好做出改变了吗？除了只是当妈以外，你是否还想做其他的工作，而无论那份工作是什么？

- 你们的经济情况可以承担得起吗？你是否别无其他选择只能回去工作，这样你们才有钱付账单？你们是否可以换一种理财方式，让你可以不工作或休更长的产假，或者减少工作时间？

- 什么样的角色会让你更快乐？你觉得待在家里带孩子最适合你，还是如果你不工作、不挣钱、不和成年人待在一起，你的自尊心就会受损？又或是你想两全其美呢？

- 你的劳动合同怎么说？如果你打算申请延长产假，那么根据合同，你是否需要返还部分的产假工资？

- 可以采取弹性的工作时间吗？你或你老公，或者你们夫妻二人可不可以折中一下，换一种工作模式？如果可以，你目前的单位允许弹性工作制吗？或者换一份工作可以吗？

- 你们将来的打算是什么？如果你们还打算再要一个孩子，那么多休息一段时间是否会更好？

如果这个问题真的让你处于一个两难的境地，那么你可以先试试看，没有必要一条道路走到底。你们可以试行几个月后，再重新评估，然后再做决定。

"产假结束后，我重新回去上班。但直到我开始工作，我才意识到我有多想和孩子待在一起。我以前一直认为我会很开心地回去上班，但事实证明并非如此。在公司，我觉得自己格格不入。和那群全职妈妈们在一起，我又觉得自己融不进去。我在两个角色之间徘徊，总有一种孤独和不合群的感觉。

我现在主动离职，准备通过学习，等未来时机合适，再换一份工作。我想等孩子到了上学的年龄，再重新开始上班。"

克莱尔 F

内疚感

当你决定回去上班，你很可能会被一种情绪所绑架——内疚感。正如我不会劝你不要焦虑，同样，劝你不要内疚没有太大的意义。作为妈妈，我们心里肯定会有内疚感，而作为职业女性，我们所背负的内疚感就更重。你决定回去上班，无论是因为想念上班的日子，还是因为家里的金库空了，你的心里总会想起一个质疑的声音：这是不是一个正确的决定，这样做是不是对孩子最好？但请不要让自己屈服于这种内疚感，多想一想上班给你带来的积极影响，无论是对你自己，还是你们的收入，或结交的圈子，抑或是在职场不断攀升的机会。首先，确保你们决定的看护小孩方式不仅适合你孩子，也适合你自己。另外，工作以后，确保你陪伴孩子的时间是高质量的，这点也很重要。切记，内疚感可能会带来压力，而压力将会影响到你的孩子。所以，为了每个人的利益着想，请不要深陷于内疚的泥潭中。

让数据说话：研究表明，妈妈完全可以成为一名职业女性

- 在 2010 年，英国国家儿童健康以及早期儿童护理与发展研究所针对妈妈提前回去上班对婴儿的影响做了一项调查。证据表明这对孩子的健康并没有任何不良的影响，实际上，它还带来了明显的优势。
- 2011 年，北卡罗来纳大学的一项调查发现，如果妈妈提前回去工作，出现健康问题以及抑郁症的风险反而更低。

- 2011 年，来自伦敦大学的一个研究小组发现，成长在家庭里妈妈是职业女性的孩子，并没有受到任何不良影响。事实上，如果是女儿，这反而更有利于她们的成长。

"我的建议是，首先确保找的保姆适合你家宝宝，另外，尽量争取有利于自己的弹性工作制。我们最后找到了一个非常棒（也是我们能够负担得起）的保姆。现在我一周工作 4 天，有 1 天在家里工作。这种安排改变了我对回去上班的感受。我们取得了工作和家庭之间的最佳平衡，或者说在我们能力范围内所能达到的最佳平衡。"

丽贝卡 F

重回原单位上班

除非你打算生完孩子后就不上班，否则毫无疑问的是，产假结束后你需要重回原单位上班。在英国，所有的女性都有权享受一年的法定产假——6 个月的普通产假（OML）以及 6 个月的额外产假（AML）。产假结束后，她们有权回到产前的工作岗位。如果她们愿意，还可以提前回去上班。（当然，很多女性在产假还没有结束之前就回去上班，因为她们负担不起请满一年的假。而且，法定的带薪产假于 39 周就结束了）。请记住这一点，在普通法定产假结束之后，或如果可行的话，你还可以休掉一部分的额外产假，你有权按照原来的雇佣合同条款和条件，重新回去上班。但如果由于某种原因，你回去上班后却发现你原先的工作岗位，或类似的替代岗位，已经不复存在，那么你可以咨询专家的意见[*]。

> **贴士**
>
> 　　在英国,男方有权请1~2周的产假。如果女方没有休完法定产假(SMP),
> 或者没有领完生育津贴（MA）就重返工作,那么男方还有权获取 26 周的
> 额外法定产假。如果男方没有资格申请法定产假,也可以申请不带薪酬的
> "育儿假"。
>
> 　　注意:这本书撰写的时候,英国的育儿假正在进行一项重大的改革。

告知雇主 *

　　如果你打算修满产假再上班,那么你无须提前告知雇主,你需要做的是在 52 周产假 * 结束后的第一个工作日,打起精神去上班即可(希望你的雇主也正期待着你的归来,并且已经为你安排好了工作计划)。一般情况下,雇主假定你将休满 52 周的法定产假。如果你打算在产假修满之前就提前回来上班,那至少需要提前 8 周通知雇主。如果你正在考虑弹性工作制,那么最好提前告知,至少需要提前 14 周,因为你可能会发现,说服雇主接受你的申请将是一个相当漫长的过程。另外,如果工作后你打算继续哺乳,那么最好以书面的形式提前告知老板,以便他们做出适当的调整。

重新安排工作时间

　　回去工作以后,你可以考虑转变一种新的工作方式。一般情况下,这意味着你需要从全职变成兼职,不过除此之外,还有其他各种类型的"弹性工作制"可供你选择。在英国,只要你为现任雇主工作的时间超过 26 周,那么你有权向雇主申请采用弹性工作时间。好消息是你的现任雇主必须要考虑你的申请,坏消息是只要他们有很好的商业理由,他们就有权拒绝。灵活的工作

方式可包括：

- 从全职工作改成兼职。

- 全程在家工作，或一周有部分时间在家工作。

- 紧缩工作时间，比如延长每天的工作时间，一周工作 4 天，而第 5 天不
  上班。

- 弹性工作制，即你可以选择工作的时间（不过，你通常需要上满规定数
  量的"核心"工作时间）。

- 工作分享制。

如何申请弹性工作制

　　向老板或人事部申请改变工作模式之前，你需要深思熟虑，首先考虑好
哪一种工作安排最适合你。切记，新的工作计划一旦得到批准，通常就会变
成固定的安排，所以你需要确信这种安排的确适合你（你还可以询问一下，
是否可以先试行一段时间）。另外，你提出的请求需要具有可行性（例如，
如果你是护士，那么申请一周在家工作两天就不具备可行性）。并且，万一
老板针对你的申请提出其他可行的建议，你也可以灵活变通。

　　"我全职工作，但我和公司申请了弹性工作制。现在，我每天七点半开
始上班，中午只休息半个小时，这样我下午三点半就可以下班，而不用等到
五点半。"

妮寇拉 L

　　你在提交申请表之前，首先做好调查工作，仔细考虑你的提议能给老板
带来哪些好处，以及可能带来哪些后果，并提出解决方案：你可以将你的思

路写下来。在网上，你可以找到大量帮助你撰写申请的工具，比如：工作家庭网站（Working Families）。你不仅需要阐述申请的原因，还需阐明你将采取哪些措施，确保这个计划确实可行。一般情况下，你可以从雇主那里获取申请表格，或从 Directgov 官方网站（英国的一个服务网站）下载。一旦你提出申请，那么雇主须在 28 天内与你面谈。面谈结束后 14 天之内，雇主必须以书面的形式告知你公司的决定*。

贴士

别忘了，你的另一半同样有权申请弹性工作制。也许，这样你们夫妻二人就可以获得双方都能满意的一种平衡。

如果申请被拒了，应怎么办*

如果公司拒绝你的申请，那么他们必须以书面的形式告知你原因（切记，公司只能以商业理由拒绝你的申请）。你有权申请复议，但你必须在 14 天内提出异议，并准备更充足的"子弹"。针对你的复议请求，公司将会和你进行第二次面谈。如果复议仍未成功，那么你还可以用性别歧视为由再次上诉，或者上告行业仲裁委员会。

"我回去上班后，希望一周工作 3 天。但经理在面谈会议上告诉我，如果我不回去全职上班，那么我的职业生涯将会戛然而止。（我现在知道他们没权这样说。）所以，我离开这家了公司。后来我休息了一段时间。现在我成了一名自由工作者。"

克莱尔 A

如果不想回原单位上班应怎么办

有些妈妈觉得一年的产假时间陪伴孩子还不够，不想那么早回去上班；而有些妈妈打算不再工作，或至少等到第二个孩子养好以后再去上班；还有些妈妈希望能够减少工作的时间，或在家里上班，但她们知道以前的工作单位不可能允许。还有一种情况，有些妈妈对原来的那份工作已经失去了热情。我记得我怀第一胎的时候，当我走出办公室，心里清楚地知道我不会再回来上班。也许我可以选择弹性工作制，但即使这样，我还是忍受不了和孩子分开。另外，我一直很讨厌的是，上班路上花的时间太长（我知道我将来还会继续从事这个行业，但是以自由工作者的身份）。

　　"每天上班，把孩子放在托儿所，这对我来说太难了。孩子在不断地成长，不断地改变，我希望能够陪伴在他们的身边。这段宝贵的时光只有一次，失去了就再也回不来了。我觉得，能够做一名全职妈妈是件很幸运的事情。"

鲁斯 D

自然，你需要提前通知雇主你不想再回去上班，不然他们可能推测，一年后你将重返公司。你可以选择在产假期间的任何时间通知雇主，但必须在规定的通知期内。如果你想拖到最后一刻，那么公司有可能要求你返回产假期间领取的薪水。如果你支付不起的话，那么你只能回去上班，即使是短暂地工作一段时间也可以。不过，在一些公司，即使女性职工不再回来上班，公司也愿意不予追究她们所欠的产假工资。

　　"我一点也不想再回去上班，原因有很多。首先，请人看护孩子的费用太贵，我身边也没有亲戚帮我；第二，我仍旧觉得很累；第三，我讨厌公司里的办公室政治。我宁愿做一名自由画家，不过要等到孩子们到了上学的年龄，我才有足够的时间和精力，再出一本作品集。"

娜丁 M

从头再来

对于很多女性而言，生孩子正好是一次从头再来的机会。有些女性选择换一家公司、换一个行业，有些甚至选择再培训、再进修，以获取职业资格证书。还有些妈妈成功地将为人母的经历作为一个跳板（和动力），当了老板，自己开始创业。还有一些妈妈开心地找到一份兼职工作（坦率地说常常是屈就了）干下去，只因为工作能够让她们走出家门，挣到一份微薄的薪水，就如阿玛达 G 一样，她过去在一家建筑事务所的地区办公室工作。"我不想回去做全职。但做兼职的话，赚的薪水一大部分都将被用于请人带孩子。"她回忆道，"幸运的是，我被裁员了，这正如我意。我后来在超市找到了一份晚班工作。虽然这份工作没什么挑战性，但它让我有机会走出家门，让我不仅仅是一名妈妈。"

为自己打工

创业或成为自由职业者，这看起来好像是获得工作和生活平衡的好方法。当然，一旦你已经功成身就，这确实有助于弹性地安排工作和生活。想要了解更多建议，在网上也可以找到大量的相关信息。尽管如此，你仍旧需要谨慎行事，深思熟虑后再做决定：

- 即使你在家上班，你仍旧需要找人帮忙看孩子。有孩子在身边，你工作的效率就会大打折扣（除非你在孩子午觉或者晚上睡觉的时候工作）。
- 你的事业可能需要很长一段时间才能真正盈利。你需要认真考虑资金从哪里来，以及应如何支付账单。
- 让一家新公司起步，或成功单飞，都需要付出艰苦卓绝的努力。如果你的生活仍被宝宝的尿布所占据，那么现在可能并不是最佳的时机。
- 如果你创业成功，那么你可能比以前任何时候都要忙。

"我原本的计划是休完一年的产假。但产假休了一半，我突然意识到如果我回去上班，我的工资只能勉强支付保育费，所以回去做广播记者实在没什么意义。于是，在产假后期，我就开始调查市场，建立新的客户群，我后来成了一名自由撰稿人和博客作者。我觉得自己的选择是幸运的。"

莫莉 F

妈妈团调查

你什么时候以及为什么回去上班？

我女儿 8 个月大的时候，我就回去上班了。因为公司抛给我橄榄枝，而我也渴望继续从事我这份职业。我现在一周只需工作两天，很适合我。

——阿莱克斯 G

我女儿 3 个月大的时候，我开始上班，我做的是自由职业。我没有回原先的那家公司，但我想让我的大脑能做些事情。

——珍妮 C

当我女儿6个月的时候，我回去上班，但做的是兼职，而且是在家里工作。我一次只能持续做两三个小时的工作，因为女儿不肯用奶瓶。

——简 H

我休了4个月的产假。我特别想回去上班，我一路拼杀才升到经理的职位，我害怕会失去现在的位置。

——杰斯 T

我休了7个月的产假。我虽然很想休更长时间的产假，但这是我们唯一能够支付房屋贷款的方式。

——丽贝卡 F

宝宝5个月大的时候，我就回去上班了。那天上午，我在上班的路上哭了。我不想去上班，但别无选择，我们需要支付账单。

——瑞秋 G

找到最适合的看护人员

为宝宝找到最适合的看护人员是个非常困难的过程。每一种选择都有其优点，当然也有其潜在的缺点。下文中，我将阐述几种主要照顾孩子的方式。为了孩子，也为了自己求得一份心安，请尽量为孩子找到最佳的看护者。

请他人帮忙带小孩，请尽量关注积极的那一面：你需要记住的是，你上班后，如果为孩子找到了最佳的看护人员，那么这有助于培养宝宝的自信心和独立性，而且，对孩子未来的发展和学习技能方面也能起到积极的促进作用。

请把宝宝照顾好：应如何挑选照顾宝宝的人选

- 离上班还有很长一段时间，你就应该提前开始准备。这可能是一个十分漫长的过程。

- 打听一下人们的口碑。你可以咨询其他家长的建议和意见。

- 多比几家。对有意向的托儿所，你可以预约实地考察一下。有了亲身感受，你才能更好地进行比较。有时候，到了现场你才能了解更多的信息。

- 提出大量问题。查看英国日托基金网站上的详细清单，了解你感兴趣的问题答案。

- 从宝宝的角度考虑，怎样的环境才能让他更加茁壮地成长。

- 权衡所有的实际问题，比如：开放时间、费用、区域。如果有帮助的话，将这些问题都写下来。

- 考虑备用方案，如有需要的话——除非你选择的是托儿所，不然将来万一他生病或者需要请假，你肯定需要一个备选方案。

让孩子逐步适应

一旦找到你认为最合适的育儿人选，别忘了你需要给孩子足够的时间让他逐步适应。虽然私人带小孩的保姆各自规定不同，但大多数的保姆都会提供几次免费的试用服务，然后再开始正式为你照看孩子。第一次，一般也会邀请家长在场，但后面几次家长就不能陪同。有时候，你只有试过才知道你选择的保姆是否真的适合。很显然，除非真有需要，你也不愿意再进行更换。但在选择的时候，最好保持一个开放的心态，也许可以准备一个备用的方案，万一第一选择不行呢。

看护孩子的主要方式

日托所

优点

- 日托所能够提供全天候的育儿服务，所以不必担心万一他们生病了或放假。

- 日托所须经英国教育标准局（如果你在威尔士，则是育儿和社会服务检查团）的认证和检查，因此他们必须要达到一定的标准。

- 和其他小孩交往可以促进孩子的社交能力和自信心。因为在英国，全天候的托儿所必须遵循政府规定的早期幼儿学习和发育的"教学大纲"——因此，孩子在学习方面也会有所受益。

- 日托所一般拥有专业的育儿团队，因此你不是将信任托付给某个人。

缺点

- 对孩子的特别关注不会太多（尽管英国对托儿所的看护比例有严格的规定，2 岁以下的幼儿的看护比例应为 3:1）。

- 托儿所的开放时间缺乏弹性：如果你接孩子晚了，有些托儿所可能向你收取罚金。

- 如果孩子生病了，就不能上托儿所，但保育员或者保姆可以照顾生病的孩子（因为托儿所的孩子很多，因此上了托儿所以后，孩子生病的概率也会增大）。

收费

根据你居住的区域不同，费用也存在着巨大的差异。在英国，一般看护一个小孩每天的费用平均为 25~50 英镑。

"我们决定选择托儿所。刚开始的时候，我们考虑的都是比较客观的问题，例如：开放时间、照顾程度、食物质量，等等。但到了最后决定的那一刻，我们还是选择了一家最适合孩子性格的托儿所——那里很安静。宝宝花了很长一段时间才适应，刚开始的时候真的很艰难。不过，那里的员工很有耐心，提供了大量的建议和弹性安排。最后证明：坚持下去是值得的。现在孩子非常喜欢上托儿所，每次去那里都很兴奋。"

克莱尔 F

保育员

优点

- 通常比托儿所更便宜。

- 提供一个温馨的家庭环境。

- 对孩子有更多的关怀（不过，一名受过认证的保育员可以同时照看1~6名小于8岁的孩子，包括他自己的孩子在内）。

- 英国教育标准局（如果你在威尔士，则是育儿和社会服务检查团）对认证保育员进行检查，以保证他们能为孩子提供一个安全而又健康的环境。他们必须要满足政府规定的早期教育的"教学大纲"。 英国的保育员必须接受相关的培训，许多保育员还拥有英国教育标准局的认证资格。

缺点

- 你把所有的信任都放在一个人身上。如果他不合格的话，也不会有人告密。

- 如果保育员生病或度假，那么你需要另找一个人照看孩子。

费用

同样，保育员的收费不等，在英国，一般收费为每小时 2.5~8 英镑。别忘了询问一下，食物、尿不湿、外出是否包含在收费里，或是你需要支付额外的费用。

"我们选择了保育员。我想如果她不能在我家里照看我的孩子，那么下一个最佳方案就是放在其他小朋友的家里。保育员收费比保姆便宜，因为她可以同时照顾多个小孩，这样她有额外的动力。而且，保育员更有弹性，有时候我可能需要晚半个小时下班，或提前上班。我不用必须在每天固定的时间把孩子接走。"

莫莉 F

保姆

优点

* 在保姆家里提供一对一的照看服务。如果你能找到孩子喜欢的保姆，那么这应该是除了你亲自照看孩子以外，接下来最好的安排。

* 保姆愿意长时间工作，也许还愿意在晚上工作。如果你愿意请一个住家保姆（你家里也有足够的空间），那么随时随地都能有人帮你带孩子。

* 可能还有额外的福利，有些保姆还愿意帮忙做家务。

* 她将（应该）会乐意听从你的安排。

缺点

* 通常非常昂贵（不过，你可以和另一家共请一个保姆，这样你们可以共同分担费用，这也是一个不错的省钱方式）。

- 保姆不一定拥有专业的资格或认证。在英国，建议找经英国教育标准局认证的保姆。除了质量有保障，你还可以申请政府补贴，比如享受工作税收抵免。
- 雇主责任。作为保姆的雇主，你需要起草合同，提供每月的工资条，为她缴税以及其他的保险金（不过，一般有专门的公司为你提供这种服务）。
- 万一出于什么原因，保姆决定甩手不干了，那你就麻烦了。另外，你可能感觉她代替了你的位置，因此对她难免有嫉妒之情。

费用

保姆的费用受到多种因素的影响，这不仅限于地域的差异。在英国，保姆的工资必须要满足英国的最低工资标准。这就意味着，如果她年龄高于 21 岁，你必须付给她每小时 6.08 英镑，不过，实际上你可能需要支付每小时高达 15 英镑的保姆费[*]。可能还有其他的费用，包括交通费、中介费等。如果她住在你家里，那么你还需要考虑其他支出（不过，你付给她的工资可能会相应地减少）。

"请保姆很适合我们。我希望有个人能够给孩子提供持续的照顾，给孩子带来安全感，和孩子建立紧密的关系。我们请的保姆是别家大力推荐的。她在我们家已经待了两年多，现在她已经成为我们家的一部分。知道她在家，让我工作更安心。她把自己的孩子一起带到我们家，因此，她的收费也比较实惠。"

丽贝卡 F

请亲戚照看小孩

优点

- 请你认识、喜欢的人帮你带孩子，你可能感到更放心，另外孩子也可以待在熟悉的环境（无论是你自己家里，还是你亲戚家里）。

- 价格便宜，有时甚至是免费的。
- 有弹性（希望如此）。

缺点
- 如果你的亲戚没有接受过任何培训或拥有资格认证，他可能无法提供英国规定的早期教育课程安排，那么和认证的保育员相比，孩子可能没法接受标准的教育和发展。
- 即使你付钱给亲戚，你也不能享受政府补贴（除非你的亲戚正好是一名认证保育员，并且至少同时还在照顾另一个孩子）。
- 如果你并不赞同她带孩子的方式，情况可能会变得有点尴尬。最好在一开始就制定几条基本规定，你们甚至可以从祖父母协会网站（Grandparents Association）下载并填写好家庭育儿协议。
- 他们可能没有准备好，或者不能够为你提供持续性和依赖性。因为你并没有给他们付工资，你当然也无法指望他们能一直帮你带孩子。

费用

如上所述——免费，如果你够幸运的话。或只需支付他们的日常开支，或请他们喝瓶酒。（在英国，如果你付钱给亲戚请他帮你带孩子，他不需要是国家认证的保育员。但如果你付钱请朋友看孩子，那他必须是经英国标准局认证的保育员。这个问题的相关规定很复杂：你最好先确定一下英国教育标准局的相关规定。）

"我很幸运，我的孩子是我妈妈在帮忙照料。我想如果我需要找一个陌生人来帮我看孩子，那我永远也不会回去上班。除了我妈，其他人都不行。"

乔斯A

为上班做好准备

无论是心理准备，还是实际准备，请给自己足够的适应时间，整装待发重新开始上班——这是一个很大的转变，特别是如果你已经休息了大半年产假的话。提前做好准备工作，让你紧张的情绪得到有效的缓解，比如：和同事聊聊，或者提前调查一番，以便了解最新的职场动态。

花点时间，和你的老公商量一下家务活应如何重新分配。如果你以前承担了大部分的家务活，那么现在你要开始上班了，很显然，你们需要重新考虑这个问题。对于双职工家庭而言，家务活是个很棘手的问题。提前沟通好，由谁来负责哪部分的家务活，以及如有需要，你愿意在特殊情况下对哪些家务活做出妥协。如有必要，请写下来。你们还可以商量采取一些省力的办法，比如能否挤一点钱出来，请阿姨一周帮你们打扫几个小时，或把衣服熨烫的工作交给专业服务人员。你们还需要商量由谁来接送孩子，以及如果孩子生病了，或者带孩子的人请假，谁可以接过这根接力棒。

上班日子来临之前，你可以列一个清单，有哪些事情你需要提前准备好，以保证你可以准时上班且不慌张。记得为你和孩子安排足够的时间，上班前将事情都做好（比如前一天晚上尽量做完），并将路上的时间也考虑进去。如果你们已经带孩子和保姆试过一两次，那上班前最好再尝试一次。

挤奶：上班时怎样哺乳

如果你仍在哺乳，你也不愿意因为这个推迟上班的日期，那么这可能意味着你需要在上班的午休时间把奶挤出来，或如果你上班地方很近，还可以把孩子送到你的公司喂奶。如果你打算走挤奶这条路，那么你最好在上班前，提前在冰箱里储备足够的母乳。如果你没有挤过奶，那么你还需要说服宝宝用奶瓶喝奶。

如果你打算在单位挤奶或喂奶，那么你需要在上班之前，以书面的方式让雇主知道这一情况。根据法律，雇主必须排除对你或孩子健康和安全的任何隐患（比如接触化学品、危险的工作环境等），他们还必须确保你有一个合适的地方喂奶。这虽然不是法律规定，但是如果他们遵循英国健康安全手册，那么他们应该为女性员工提供一个干净舒适且私密的空间，来挤奶或喂奶。他们还须同意女性职工花多长时间都可以。同样，你还需要使用冰箱，来存储挤出来的母乳（以及冰袋，用于运输回家）。*

职业女性想要兼顾工作和挤奶是件很辛苦的事情。你也无须让自己太过辛苦。有时你会觉得兼顾两者的话对你而言挑战太大，尤其是如果雇主态度不是那么支持，或者哺乳设施基本为零的话。如果你希望继续给孩子吃母乳，但同时觉得既要上班又要哺乳太过困难，那么你可以考虑混合喂养。

"我回去上班的时候，宝宝还没有断奶。在最初的几个月，其实也还行，老板也很支持我在公司挤奶的决定。但是，我每次觉得在上班期间提出要挤奶，真的很尴尬，我也担心这会让我的同事感觉不自在。我必须说，直到停止喂奶，我才意识到其实挤奶也令我感到很疲惫。不过，我很开心坚持母乳喂养这么长时间。"

克莱尔 F

克服心中的胆怯

你马上就要回去上班，你现在的心情可能是五味杂陈，你很可能会感到紧张。也许你担心自己已经忘记了怎么工作，也许你担心办公室的人会改变对你的态度，或者在你离开的日子里公司发生了重大的改变。

如果可行的话，向你的老板申请一段"适应期"——第一周也许先兼职，或者晚点上班，早点下班。如果在你离开工作岗位的那段日子里，有其他的人在代替你的工作，那么你可以申请产假工作接手期。另外，刚开始上班的前几个月，最好可以和老板或经理安排几次会面，这样你们可以评估事情的进展，以便及时了解最新出现的问题。

贴士

如果你对回去上班缺乏自信，记得提醒自己，你一直以来做的是一件多么了不起的事情。你一直在照顾孩子——在此过程中，你已经为自己的简历增添了多个亮点：人际交往的能力；时间管理的能力；管理多项任务的能力；抗压能力以及决策能力。

回去上班以后

回去工作以后，你可能会觉得有点不一样——或者一切都没有改变，似乎你从未离开过。很可能的是，你会想念你的宝宝，至少有一点点的思念（不过，你同时也觉得很自由，你低头看着自己的腿上不再时时刻刻挂着一个跟屁虫）。也有可能，你觉得有点难受。

总而言之，重新回去上班是一个漫长的适应过程。因此，给自己大量的时间，对自己不要这么苛刻。正如乔斯回忆道："产后，我回到原单位上班，但做的是兼职。我女儿那时 4 个月大，我觉得离开她特别难受。我那时睡眠严重不足，因此上班的时候很难集中注意力。我一直保持低调，避免任何升迁的机会。我花了很长一段时间，才适应了这个新角色。"

"刚开始我觉得都崩溃了。但我很开心有这样的机会，可以使用自己的大脑，可以和其他人联系。工作还给我带来另一个大好处。我以前一直睡眠不好，即使孩子睡眠变好了，我仍旧经常夜醒。但自从我开始工作以后，我的睡眠就变得日趋正常了。很明显，我的大脑需要得到锻炼。"

阿莱克斯 G

回去上班

*   如果你还没有这样做，那么请在上班之前联系老同事，以便了解公司的重大变革，或办公室最热门的八卦。

*   为自己置办几套行头，换一个时尚的发型。一个人对外表的自信也非常重要。

*   表示出工作的热情。主动请求看工作文件，让自己了解最新的资料。主动询问问题，以便了解公司是否进行了任何变革。

*   重回上班岗位后，尽量让工作以外的生活变得更轻松。家务活随它去吧，点一些外卖或即食。如果有需要，早一点睡觉，甚至是早得有点过分的睡觉都可以。如果孩子晚上仍会把你们吵醒，那么也许是时候考虑睡眠训练了。

*   寻找重新开始工作带来的积极面，比如，现在重整旗鼓的你回到工作单位，是否可以带着新的态度迎接工作？现在"崭新"的自己是否有机会追求其他的机遇？过去你们没钱出去度假，现在是不是可以一起外出度过一个美好的假期？

"产假对我有利。我回去上班后，却发现公司已经把我的工作交给了其他人。于是我抓住这次机会，开始探索公司里的其他职位。我开始进入网页开发部门，这和我以前的那份行政工作截然不同。"

妮寇拉 L

你们成功了

恭喜你们成功抵达宝宝 1 岁生日的里程碑，这真的是值得庆祝的一刻。在过去短短的一年里，宝宝从那个出世时小小的、无助的、躺在你臂弯里的陌生婴儿，已经成长成一个会笑、会跑、融入你骨血，在你生命中不可缺少的宝贝。请停下脚步，回想这一年来孩子发生的令人惊叹的变化。现在，你们可以长舒一口气，给自己点一个大大的赞。虽然未来仍有众多挑战在等待着你们，但你们已经成功地撑过了第一年，你们现在已经变得坚不可摧，将会更好地应对未来的一切——甚至是第二个孩子（有可能你现在正有此打算，或者已经怀上了第二胎，如果你们希望两个孩子年龄相隔比较近的话。好吧，至少你能行）。

在宝宝 1 岁生日的蛋糕上，点一根蜡烛——和孩子他爸、爷爷奶奶，或其他重要的人，一起开香槟庆祝吧。恭喜恭喜！作为一个新手妈妈，你已经成功地撑过了第一年。世界上没有什么成就能比这个更伟大了！

实用的联系方式 *

健康和安全

英国国家医保体系（NHS）热线：08454647；www.nhsdirect.nhs.uk

英国国家医保体系（NHS）24 小时热线（苏格兰）：08454242424；www.nhs24.com

英国国家医保体系（NHS）热线（威尔士）：08454647；www.nhsdirect.wales.nhs.uk

福祉、特殊看护婴儿慈善机构：家庭支持帮助热线0500618140；www.bliss.org.uk

癌症研究机构：www.sunsmart.org.uk

儿童意外事故预防基金：www.capt.org.uk

食管反流：www.livingwithreflux.org

脑膜炎基金：求助热线08000281828；www.meningitistrust.org

英国皇家事故预防协会：www.rospa.com

哪一个？：www.which.co.uk

---

* 收录在此部分的联系方式，仅在英国适用，读者请根据实际情况，加以使用。

母乳喂养

哺乳妈妈协会：求助热线 08444122949；www.abm.me.uk

婴儿咖啡馆：www.thebabycafe.org

La Leche 社团：求助热线 08451202918；www.laleche.org.uk

全国哺乳网络：支持热线 03001000210；www.breastfeedingnetwork.org.uk

全国哺乳帮助热线：03001000212；www.nationalbreastfeedinghelpline.org.uk

全国分娩基金：哺乳热线 03003300771；挤奶器租用电话 03003300770；www.nct.org.uk

产后支持

Cry-sis：求助热线 08451228669；www.cry-sis.org.uk

Doula 英国：www.doula.org.uk

家庭生活：求助热线 08088002222；www.familylivies.org.uk

英国私立助产士：08454600105；www.independentmidwives.org.uk

助产士网站：www.midwivesonline.com

添加辅食

婴儿主导辅食添加法：www.babyledweaning.com

英国饮食协会：www.bda.uk.com

心理健康

英国焦虑协会：求助热线 08444775774；www.anxietyuk.org.uk

改善产后服务协会（AIMS）：求助热线 03003650663；www.aims.org.uk

产后疾病协会：求助热线 02073860868；www.apni.org

产伤协会：www.birthtraumaassociation.org.uk

英国行为以及认知心理疗法协会（BABCP）：www.babcp.com

英国咨询以及心理疗法协会（BACP）：www.bacp.co.uk

心灵：信息热线 03001233393；www.mind.org.uk

患者建议以及联络服务（PALS）：www.pals.nhs.uk

英国围产期疾病协会：www.pni-uk.com

另类以及整体治疗

英国芳香疗法委员会：www.aromatherapycouncil.co.uk

英国反射疗法协会：www.reflexology.org

英国针灸委员会：www.acupuncture.org.uk

英国整骨疗法：www.craniosacral.co.uk

英国催眠疗法：www.hypnotherapists.org.uk

英国灵气疗法：www.reikiassociation.org.uk

英国顺势疗法：www.homeopathy-soh.org

萨瑟兰协会—英国整骨疗法机构：www.cranial.org.uk

爱情和性爱

夫妻连接机构：www.thecoupleconnection.net

计划生育协会：求助热线 08451228690；www.fpa.org.uk

关系慈善机构（Relate）：www.relate.or.uk；www.relateforparents.org.uk

重回工作岗位

政府热线：儿童福利求助热线 08453021444；税收减免热线 03453003900；www.directgov.co.uk；www.payingforchildcare.org.uk

下一步——职业以及再培训建议：0800100900；www.nextstep.direct.gov.uk

职工家庭：家长和照料者求助热线 08000130313；www.workingfamilies.org.uk

其他有用网站

www.mumandworking.co.uk

www.jobs4mothers.com

www.familyfriendlyworking.co.uk

www.workingmums.co.uk

www.netmums.co.uk

育儿

育儿基金会：www.daycaretrust.org.uk

祖父母协会：求助热线 08454349585；www.grandparents-association.org.uk

保姆税收：www.nannytax.co.uk

全国育儿协会：08458800044；www.ncma.org.uk

全国日托所协会：01484407070；www.ndna.org.uk

英国教育标准局：www.ofsted.gov.uk

发声联合（保姆信息）：01332372337；www.voicetheunion.org.uk

其他

真正的尿布信息服务：www.goreal.org.uk

推荐新手妈妈博客

查理 C：www.bumpdiaries.com

莫莉 F：www.mothersalwaysright.wordpress.com

鲁斯 D：www.dorkymum.wordpress.com

露丝 R：www.dearbeautifulboy.com